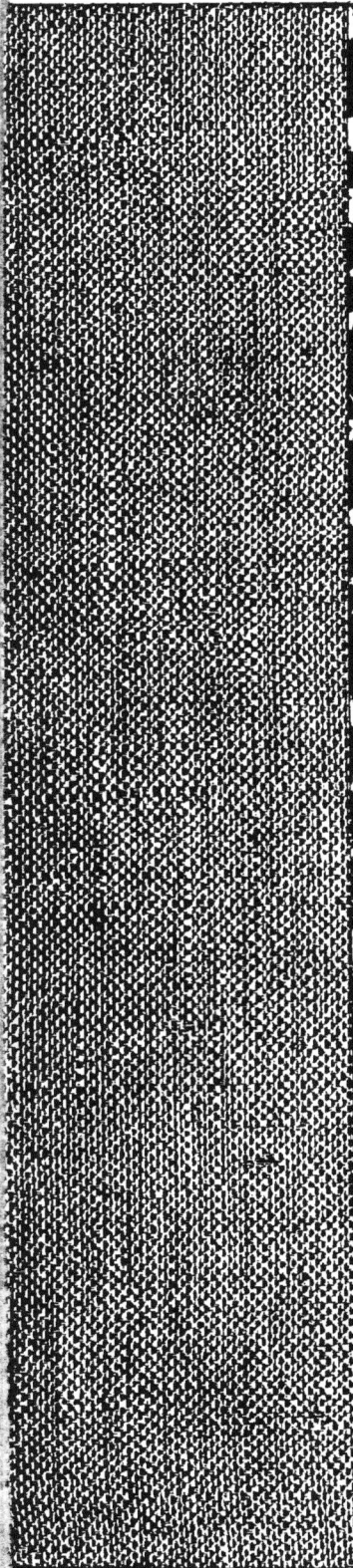

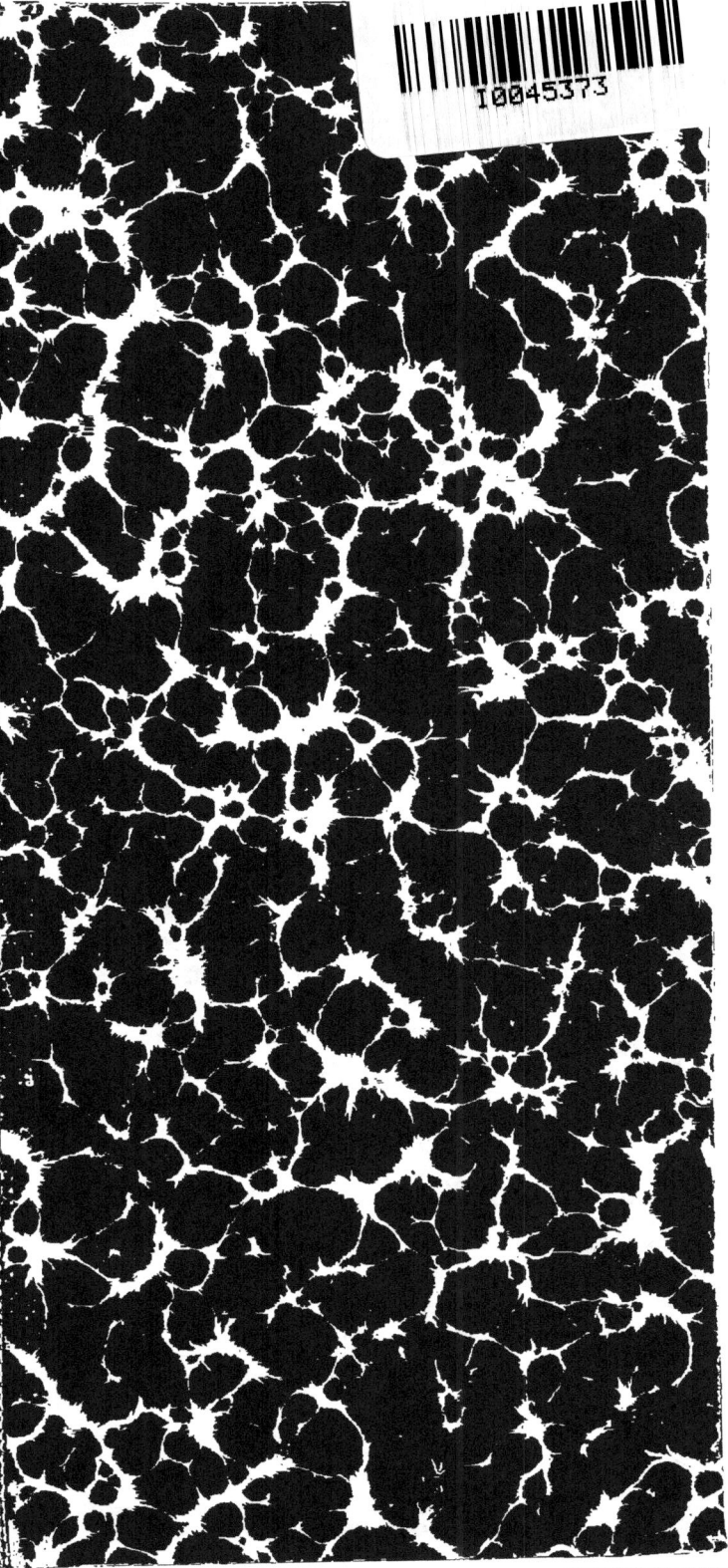

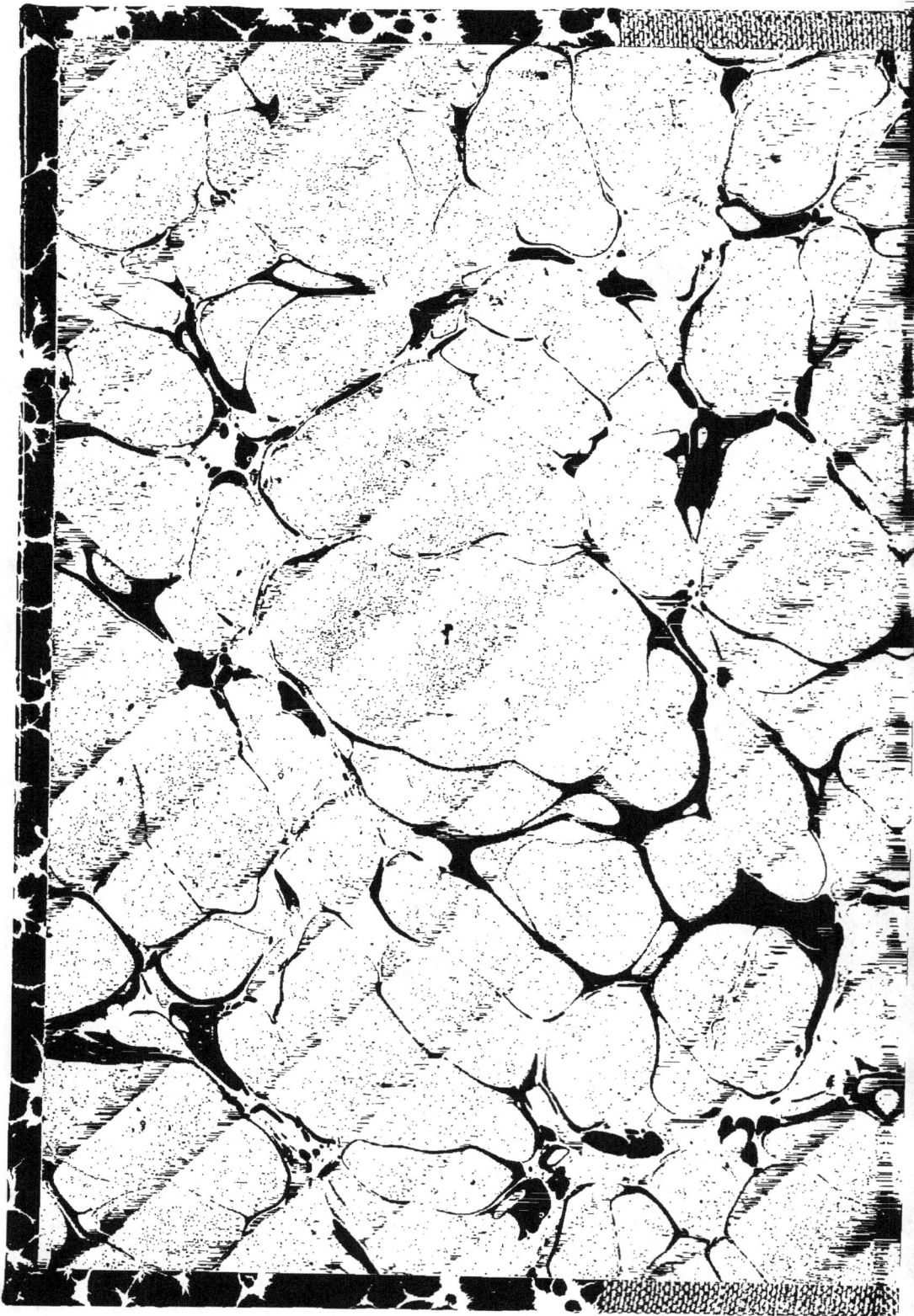

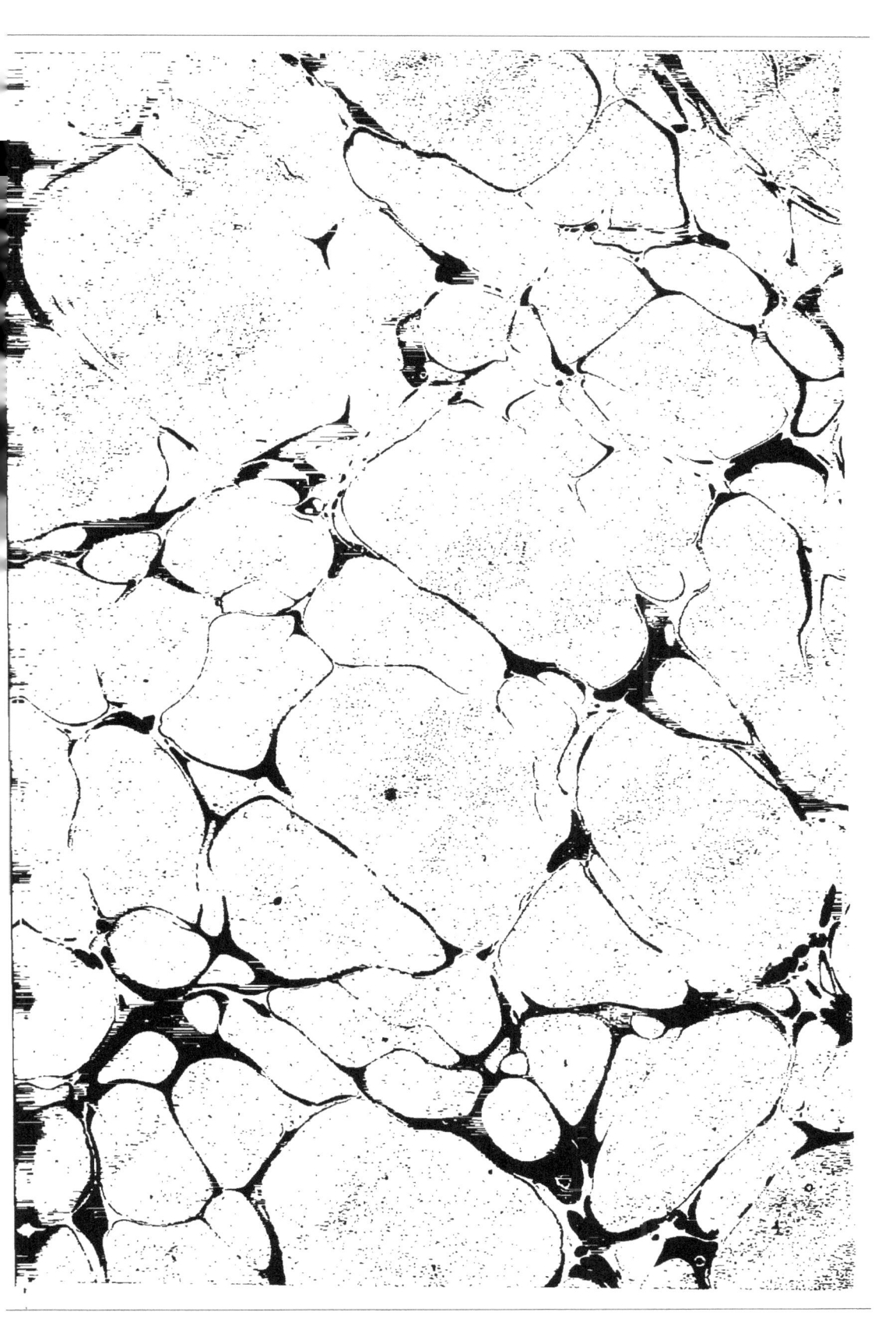

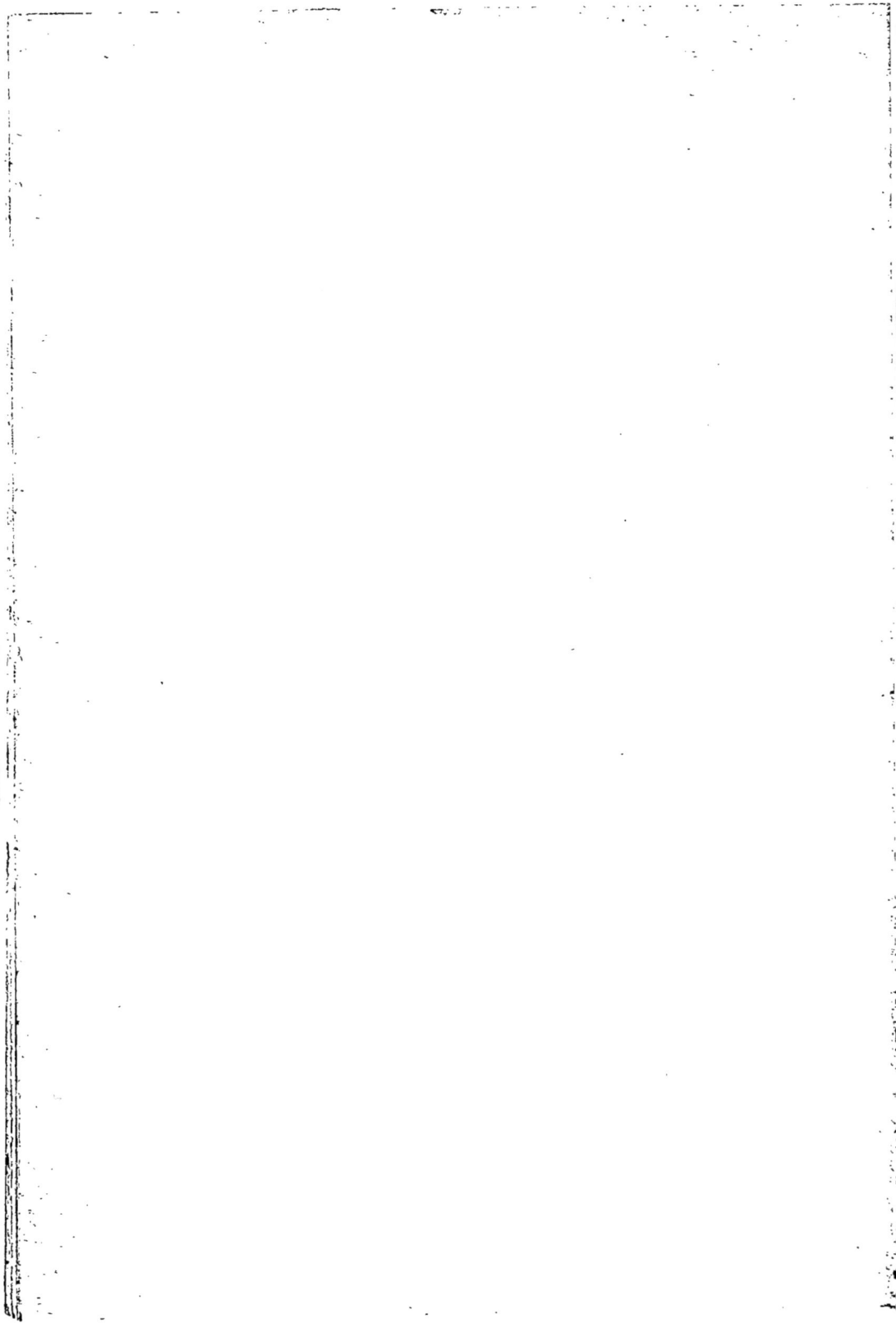

# UNE IDÉE DE PARISIENNE

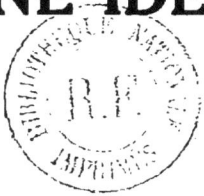

## PAR PAGE

ROSE NICOLLE

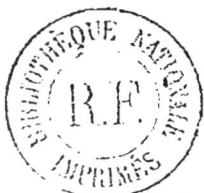

# UNE IDÉE
# DE PARISIENNE
## PAR PAGE

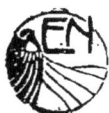

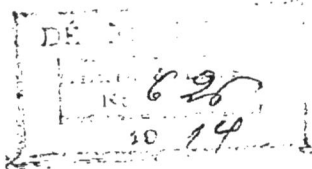

ÉDITIONS NILSSON

73, BOULEVARD SAINT-MICHEL

=== PARIS ===

# INTRODUCTION

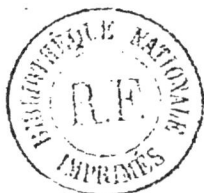

Que ce soit dans les capitales ou en province, regardez et constatez le nombre des magasins où tout s'offre pour la beauté féminine : parfumeurs, coiffeurs, manucures, masseurs, couturières, modistes, bottiers, corsetières, instituts de beauté, produits spéciaux, etc..., etc...; les cités, positivement, en regorgent, et ce qui est typique, c'est que toutes ces officines de grâce et de séduction font des affaires d'or.

Qu'en conclure ? Que la femme est demeurée esclave de son corps, folle d'elle-même, et que son moi physique est le grand et primordial souci de sa vie.

Malgré les siècles qui se sont entassés les uns sur les autres, malgré le Progrès qui semble tout détruire et recréer à sa guise, la femme est demeurée la petite créature esclave de l'amour, avide de plaire à l'homme. Elle sera bientôt électrice, soit, mais au fond d'elle dort et dormira longtemps, et s'éveille et s'éveillera encore la petite âme orientale éprise de cette forme gracile et frivole qui est une enveloppe périssable. Je crois que toujours, inconsciemment et comme poussée par une lointaine et obscure force, la femme fera le geste de se parer, de se transformer, de se mentir pour être belle. Il n'y a aucune différence entre notre moderne suffragette, nos avocates, nos médecins en jupons, et Aphrodite, et Cléopâtre, et Chrysis, et d'autres dames aux tuniques flottantes et aux fibules légères qui se bleuissaient les paupières, se rosissaient les joues, s'ensanglantaient les lèvres, se noircissaient les cils et mettaient dans leurs cheveux des poudres d'or parfumées. Devant le miroir ce sont elles qui ressuscitent avec les mêmes attitudes, les mêmes sourires, les mêmes regards, les mêmes désirs.

Chères jolies folles, ce livre vous est dédié; il contentera votre péché mignon si séduisant et touchant, et ce n'est pas moi qui vous blâmerai, au contraire, puisque je suis femme... Avec vous je me plongerai dans l'éternelle damnation. Qu'importe, dites-moi, que ce soit hors des règles de la simplicité, de la raison, si nous sommes ensuite plus heureuses parce que plus jolies, plus conquérantes, plus gracieuses?

R. N.

# NOTRE VISAGE

La partie de notre corps pour laquelle nous avons des soins attentifs, non pas journaliers mais de toutes minutes, si fréquents qu'ils deviennent inconscients comme de véritables réflexes, c'est notre visage.

Avoir un beau visage, quelle fierté !

Avoir un vilain visage, quelle disgrâce !

N'être ni laide, ni belle, être agréable et séduisante parfois, quelle ressource et quelle supériorité !

Je vais vous étonner, mais il est plus riche d'être de « celles dont on ne dit rien » que d'être de celles de qui on dit « elle est belle ». Être belle toujours, c'est monotone, être belle parfois, c'est original, c'est meilleur, c'est mieux. Malicieusement on est diverse, à surprise... gracieuse, précieuse.

A moins d'être contrefaite, ou bien disgrâciée, aucune femme n'est vraiment laide ; si irréguliers que soient ses traits elle peut corriger la nature.

Vouloir être jolie c'est déjà l'être.

Notre visage, comme nous le chérissons, et quelle surveillance passionnée nous y apportons ! Jamais une femme ne passe devant un miroir sans que son regard l'interroge, pas une, même la plus indifférente, la plus âgée, la plus désabusée. C'est un geste tout féminin, si féminin qu'il est atavique et que le bébé aime déjà à sourire à son image sans comprendre que c'est une jouissance que ce regard au miroir, une jouissance naturelle et nécessaire,

Je vous ferai certainement plaisir en chroniquant page à page, en idées détachées, tout ce que j'ai pu surprendre, apprendre et comprendre de variétés sur les soins à apporter à cette chère et précieuse partie de nous-mêmes. Comment le conserver tel, s'il est beau, le varier s'il présente des défectuosités, l'embellir s'il est laid; le préserver des outrages extérieurs et des ans, le défendre, le garantir ? Entre femmes on peut tout se dire, et je vous ferai de très franches confidences où vous retrouverez l'écho de vos petits triomphes et de vos petites misères qui, aux hommes, paraissent puérils, et qui cependant sont parfois la cause de vraies joies ou de vrais chagrins.

Oui, bien vraiment, la femme aime son visage autant que sa vie même et, j'irai plus loin, et ce sera la réalité : la vie d'une femme est agréable selon son visage. Être laide, à moins d'être une haute philosophe, c'est avoir une vie noircie, gâchée, triste. Se savoir laide est la certitude la plus affreuse, la plus sombre, la plus atroce qui puisse avoir place en un esprit de femme. C'est l'espoir banni, la route coupée, la rive du bonheur inaccessible, ou emplie de craintes si fortes, d'angoisses si violentes qu'elles empoisonnent le peu de clarté que le malheur veut bien laisser pénétrer en l'âme torturée.

Essayez donc d'être belles si vous souffrez de laideur;

Soyez plus belles encore si vous êtes douées;

Soyez charmantes, vous de qui « on ne dit rien » et qui êtes les mieux partagées de dame Nature, sans y croire !

# Notre plus grand souci.

❦

Notre plus grand souci, parlant du visage, c'est la peau. Elle nous procure nombre d'ennuis, d'inconvénients, de chagrins. Elle est si fragile, si fine, si impressionnable et elle a tant d'importance pour notre beauté, que nous sommes sans cesse soumises à ses caprices et sujettes de ses moindres maux.

Avoir une jolie peau, quelle immense richesse !

Je commencerai ce petit conseiller féminin par des confidences, des idées sur la peau ; ensemble nous chercherons à combattre ses défauts et à guérir ses maladies.

Quand notre science sera incapable et les moyens épuisés nous irons, en dernier ressort, consulter un ami scientifique, mais ce sera la rareté, car, en somme, les inconvénients que présente cette malencontreuse peau, ce fragile et capricieux épiderme, viennent souvent d'une hygiène mal comprise, d'habitudes mauvaises, et cèdent assez vite aux soins assidus et sérieux les plus simples.

Ne vous désolez donc pas ; en beauté tout se transforme ; vous trouverez ici de quoi ramener le sourire à vos lèvres et la satisfaction en votre petite âme de coquette et d'amoureuse, de quoi cueillir un bouquet d'hommages les plus flatteurs et les plus sincères.

Vous qui soupirez, dans le mystère de votre cabinet de toilette, intime confessionnal de vos grâces, rassurez-vous, vous pouvez encore être belle et séduisante, il vous suffira d'avoir pour cela de la volonté, de la raison, de la patience et de la confiance. Feuilletez attentivement notre petit recueil, je serais bien surprise si votre cas n'y était point traité.

1.

# Pour les peaux sèches.

❖

Avez-vous la peau sèche, dartreuse, squameuse, pelliculeuse ? C'est un inconvénient assez grave, car il empêche le maintien de la poudre de riz et facilite la formation des rides.

Selon le degré de sécheresse de votre peau, je vais vous donner quelques recettes très simples dont vous vous trouverez parfaitement.

### 1° *Peaux simplement sèches.*

Une crème faite de :
>   Blanc de baleine.
>   Huile d'amande douce.
>   Cire vierge.

Le tout fondu au bain-marie.

### 2° *Peaux dartreuses.*

Une pommade faite de :
>   Axonge pur.
>   Camphre en poudre.
>   (Au bain-marie.)

Ou :
>   Axonge ou vaseline.
>   Soufre en fleur.
>   (A froid.)

### 3° *Peaux pelliculeuses.*

>   Eau de rose.
>   Glycérine.

Se laver après avoir fait tiédir.

Faites ceci et je vous promets bien sincèrement la guérison.

## Pour les peaux grasses.

❧

Autre inconvénient et qui a de grands désagréments pour la beauté. Rien en effet n'est vilain comme un visage à la peau huileuse; les plus beaux traits en sont défigurés, la poudre de riz devient un poison pour les pores, la graisse la décomposant. Que faire ?

Simplement ceci : *se laver soir et matin à l'eau très chaude,* s'essuyer très vigoureusement, puis *passer un peu de jus de citron* que l'on laissera sécher sur la peau.

Éviter toutes crèmes et substances grasses. Naturellement le remède est : dessécher et fermer ces pores trop ouverts et laissant trop généreusement suinter les liquides nourriciers de leurs glandes graisseuses.

*L'eau oxygénée* à très faible dose, *l'alun, l'acide borique, bi-borax,* feront aussi merveille. Essayez-en et je vous garantis que bientôt votre défaut ne sera plus qu'un mauvais souvenir et que vos traits charmants auront toute leur précision, toute leur suavité sans ce brillant, ce vernis de mauvais aloi qui faisait votre désespoir.

La poudre d'amidon vous sera d'un grand secours également; aucune n'est comme elle desséchante, vous vous en trouverez bien. Faites bien attention à ce que vos tempes et vos narines soient bien guéries avant de cesser tout moyen correcteur, car souvent le défaut demeure là et c'est très vilain encore.

Bon courage et patience !

Une petite recette pour finir : lotionnez avec :

Bi-borax.
Eau de rose.
Eau de fleur d'oranger.
Eau bouillie.

# Peaux à éruptions.

❧

Quelquefois vous êtes ennuyées par un autre petit défaut :
à la moindre cause, froid ou chaleur, émotion, repas copieux,
peur, joie, etc., une couche de petits boutons, fins comme mil,
couvre votre visage, et vous voilà désolées, gênées, chagrines
parce que temporairement défigurées. Vous vivez dans une
sorte d'angoisse et vous redoutez tout ce qui peut causer votre
malaise.

Il faut soigner votre estomac, le mal vient de lui, allez donc
chez votre médecin et bien sérieusement demandez-lui ce qu'il
faut faire. Extérieurement, ne faites rien, tout ce que vous
tenteriez augmenterait l'éruption. Évitez de vous débarbouiller
au savon, évitez crèmes et poudres. Ne mettez pas de voilette,
ce qui congestionne le visage. Évitez surtout de vous mettre
de la vaseline ou une quelconque pommade. Soyez patientes et
raisonnables.

Surveillez bien votre alimentation et surtout ne soyez pas
constipées. Le défaut est en votre appareil digestif, prenez-y
garde. Un petit conseil d'amie : faites du sport : marche ou
bicyclette, peut-être êtes-vous trop sédentaires et c'est cette
inaction qui rend vos fonctions paresseuses et par suite votre
circulation défectueuse, alourdie, inapte à rejeter les poisons
qui chargent votre sang.

Pour faciliter la circulation du sang, prenez donc chaque
mois quelques grains d'opiol ; c'est une médication absolument
inoffensive et dont vous vous trouverez parfaitement.

Faites aussi une cure mensuelle de quelques jours avec une
bonne eau purgative ; l'eau de Rubinat est très douce et très
effective, vous vous trouverez bien de son emploi.

# Peaux à boutons et à points noirs.

✻

Toutes, nous connaissons ces petits maux-là, s'ils ne sont point fréquents, nous y sommes du moins exposées; il y a même une époque où ils sont périodiques, ces ennemis de notre joliesse.

Commençons par parler des plus méchants; je veux nommer : *les boutons*.

Dès que vous vous êtes aperçues, le soir, à votre attentif examen du visage, que des boutons vont venir ou sont venus, faites simplement ceci : nettoyez bien votre figure à l'eau tiède et au savon doux, séchez convenablement après vous être largement rincées à l'eau tiède, encore, et claire, puis avec une allumette entourée d'un tout petit peu d'ouate hydrophile, trempez dans la teinture d'iode et touchez légèrement le ou les boutons, mettez ensuite sur le, ou les boutons un rien de poudre d'amidon. Le lendemain teinture d'iode, poudre et boutons auront disparu.

Pour *les points noirs*, faites sortir le petit ver — qui n'est en réalité que de la sécrétion sébacée en amas — entre les deux index puis frottez la place à l'eau de cologne et lavez largement tout le visage à l'eau très chaude.

Si vous êtes sujettes aux points noirs, faites bien attention, c'est une vraie maladie et elle peut atteindre de grandes proportions et défigurer, ne craignez point d'extirper régulièrement les petits vers, il n'y a qu'ainsi que vous vous en débarrasserez, tout autre moyen étant inefficace. Patience et longueur de temps... etc. (vous connaissez la suite). Pour la beauté, c'est toujours beaucoup de patience qu'il faut, mesdames !

# Contre les rougeurs du visage.

❦

Voici encore un mal qui fait le désespoir des plus belles. Après le repas, même lorsqu'elles n'ont pas bu de vin, leur visage se congestionne soit en entier soit par places, au nez, aux joues, et plus elles le savent et y pensent, plus elles accumulent sur la malencontreuse rougeur, la poudre, plus cette rougeur s'accentue, — s'allume, pourrait-on dire.

Avant de chercher le remède, cherchons les causes :

Avez-vous eu froid aux pieds ?

Êtes-vous trop serrée dans votre corset ?

Votre col est-il trop haut et trop juste ?

Avez-vous bon estomac ?

Souffrez-vous de l'intestin ?

Êtes-vous trop près du feu ?

Par ces questions, vous devinez de suite les causes : le froid, la mauvaise circulation venue d'un habillement incommode, d'une digestion défectueuse, d'intestins malades ou paresseux ; la chaleur excessive.

Les remèdes ? Supprimer simplement les causes : vous garantir du froid, ne pas vous serrer dans votre corset, ne pas porter de cols, soigner votre estomac, prendre des laxatifs, surveiller votre intestin, ne pas abuser du voisinage du feu.

Ce défaut ne vient jamais de la peau, vous le comprenez, il ne vient que d'un défaut de circulation. Vous pouvez néanmoins veiller à vous alimenter légèrement et à ne pas boire trop de vin pur.

. On dit que la lotion suivante guérit les rougeurs du visage.

| | |
|---|---|
| Miel fin . . . . . . . . . . | 10 grammes |
| Eau d'oranger. . . . . . . . . | 100 — |
| Eau bouillie . . . . . . . . . | 1 litre |

# Contre le hâle. — Préventif.

❦

Vous aimez le grand air, vous aimez les sports : l'auto, la bicyclette, le cheval, la marche, vous aimerez l'aéroplane... Quel ennui aussi que d'aller le visage dérobé sous un voile et que les hommes sont donc heureux de pouvoir bronzer leur visage, le cuire au soleil et à l'air sans courir le risque de déplaire ensuite, au contraire...! Quel plaisir ce serait de faire comme eux !

Oui, mais, voilà, notre peau est fragile, notre teint s'abîme trop facilement, et même si, en randonnée, on ne nous trouve pas trop mal étant hâlées, au retour, devant les précieux visages blancs et roses délicats de nos amies, nous aurons bien piteuses mines. Que faire, mon Dieu, que faire pour jouir du bon air, des beautés de la route sans craindre poussière et air trop vif ?

Mettez une bonne couche de crème, puis une bonne couche de poudre.

Dès que vous êtes arrêtée pour ne point repartir de suite, le soir par exemple, à l'hôtel où vous passerez la nuit, nettoyez convenablement votre visage à l'eau tiède, flagellez-le ensuite d'une serviette mouillée à l'eau froide puis passez y un peu du mélange suivant :

jus de citron et glycérine.

Laissez quelques minutes et essuyez avec un linge doux. Vous m'en direz des nouvelles.

Vous pourrez goûter en toute tranquillité les joies de la route, votre visage n'aura pas à craindre les misères du hâle.

# Quand le hâle est établi.

❧

Le hâle est établi, vous êtes brunies et votre peau est légèrement abîmée, excitée, elle vous démange et a toute l'apparence d'être dartreuse. Dieu que vous êtes ennuyées, vous d'habitude si fraîches !

N'est-ce que cela ? Ne soyez point chagrines, deux ou trois jours et il n'y paraîtra plus.

Pour faire disparaître cette teinte brune ou brique, usez d'un peu d'eau oxygénée étendue, ou de citron. Allez doucement, tamponnez avec un peu d'ouate hydrophile.

Je me suis laissé dire aussi que le lait, le simple lait, était excellent contre le hâle à condition qu'on le laissât sécher puis qu'ensuite, avec un linge fin, on l'enlevât, le linge étant imbibé de nouveau lait.

Je me suis encore laissé dire que l'eau de cerfeuil était infaillible. Pour faire cette eau, on n'a qu'à jeter une bonne poignée de cerfeuil dans l'eau bouillante et laisser tiédir le tout avant de s'en servir.

Tout cela est pour la couche foncée que l'air méchant a déposée sur la fleur de vos visages, mais pour l'irritation causée, que faire ?

Faites du massage avec une bonne crème, voire même avec du simple cold-cream, de la lanoline ou de la vaseline, l'irritation n'est que l'effet du fouettement de l'air, la peau est desséchée, il faut la nourrir ; essayez donc le petit moyen du beurre frais ou de cacao ; la crème fraîche est, dit-on, très bonne aussi. Évitez la glycérine et les eaux de beauté, elles pourraient vous provoquer de graves irritations ennuyeuses et durables.

# Contre les taches de rousseur.

❦

C'est le malheur des peaux très fines et des plus jolis teints, dès les premiers rayons du soleil voilà le mal établi dans la place.

Les taches de rousseur peu nombreuses, autour des yeux, ne sont pas laides, elles font, dirait-on, la peau plus laiteuse, mais en grand nombre elles défigurent, parfois, méchamment elles se groupent et forment les hideuses taches de son qui répandent sur les plus jolis cous, les plus jolis bras, la hideur de leurs dessins fantaisistes.

Il y a contre elles nombre de remèdes et de produits coûteux : le meilleur, bien que lent, mais sûr, est l'eau de son.

La fameuse eau de cerfeuil est bonne également. Le jus de citron a quelque effet.

On me cite un remède inconnu et très vieux, paraît-il; le voici, essayez-en sans en rire, car il est inoffensif et doit avoir, étant donnée la plante, quelque vertu; les plantes ne sont-elles pas toujours nos bonnes amies !

Écraser du mouron et humecter les taches pour passer la nuit.

En voici un plus scientifique :

Humectez les parties tachées avec un mélange de borax, eau de roses et eau de fleurs d'oranger.

Le lait d'iris est une excellente chose pour les taches de rousseur. Voici comment on le compose : racines fraîches d'iris; extrait de benjoin, eau de roses, alcool, on mélange le tout et fait macérer 8 jours. En lotions.

Le borax mélangé à de l'essence de menthe est aussi un bon remède.

Vous n'avez que l'embarras du choix, je vous souhaite prompte et entière réussite.

# Comment faire la toilette du visage.

❧

Maintenant que nous avons bien parlé des petites misères genérales qui nuisent à notre teint, voyons comment, en général, encore, il faut procéder à la toilette de ce malencontreux et tant aimé visage.

Les avis sont partagés :

— Eau chaude ? Eau froide ? Eau tiède ? Savon ? Pas de savon ?

— Pas d'eau, pas de savon ? Glycérine ? Vaseline ? Crèmes ? Eaux de toilette ? Eau de cologne ?

— Voici bien des manières de nettoyer la peau de notre figure et beaucoup de mauvaises.

Abstenez-vous des eaux de toilette, de l'eau de cologne, l'alcool est mauvais pour la peau.

— Abstenez-vous — du moins pour le nettoyage — de glycérine, vaseline et crèmes. N'écoutez point ceux ou celles qui méprisent l'eau pour la toilette du visage, c'est une grave erreur, les ablutions ont toujours un effet salutaire et il me semble que l'on n'est pas nettoyé là où l'eau n'a pas apporté sa fraîcheur revivifiante.

Donc, usez de l'eau.

Faut-il user aussi du savon ? Oui, car il dissout les matières que l'eau seule ne peut désagréger et qui sans le savon ne débarrasseraient point nettement les pores.

L'eau doit-elle être chaude, froide, ou tiède ? Tiède, à la température du corps, afin de ne point surprendre et faire rider la peau.

Rincez-vous toujours à l'eau claire, tiède, et séchez bien avec une serviette très douce.

Le visage, le cou, les oreilles, la poitrine seront poudrés.

# Les savons.

❦

Puisque nous voici au chapitre « Nettoyage du visage », parlons un peu du principal accessoire, nous voulons dire le savon ; de lui dépend un peu notre beauté, il ne faut pas le choisir étourdiment sur la foi de réclames bien faites ou de racontars d'amis ou encore de marques célèbres, de prix élevés et de suave parfum.

Méfiez-vous des savons bien parfumés et de teintes délicates : mauve, rose, vert, bleu, jaune, rouge. Vous passez sur votre peau fine de dangereux ingrédients qu'il serait bien long d'analyser ici. Quoi qu'il en soit, sachez que les parfums et la couleur sont irritants et abstenez-vous de choisir ainsi.

Savons au goudron, à la glycérine, je vous laisse libres, naturellement, si vous constatez que ces produits s'accordent au tempérament de votre peau ; je vais pourtant vous dire mon goût et mon idée, faites-en ce que bon vous semblera.

Les meilleurs savons sont ceux de fin marseille, — oui vous avez bien lu : ils coûtent d'ailleurs assez cher et vous les trouverez seulement dans les spécialités d'huile de Nice et de Marseille — ils sont d'un blanc pas trop pur, un blanc loyal et tranquille ne sentant que peu la chimie, ils sont inodores et mousseux de mousse légère. Ces savons-là ne donnent ni dartres, ni rougeurs ; ils ne sont pas coquets, n'exhalent pas un parfum printanier, ne sont pas habillés de papiers soyeux brodés et glacés, mais ce sont d'honnêtes et inoffensifs savons faisant office de bons nettoyeurs sans prétention autre. Je vous les conseille, chères lectrices.

## Eaux de toilette.

∞

Elles sont légion, bien présentées en jolis flacons précieusement taillés, elles sont parfumées et d'une engageante teinte rosée, le teint rêvé, quoi...

Elles sont très chères. Quelques-unes sont inefficaces et inoffensives. D'autres sont carrément nuisibles, les meilleures sont les plus rares. Vous y retrouvez toujours, plus ou moins raffinées et proprement embouteillées, la glycérine, l'eau de rose, et le benjoin.

Elles ne m'inspirent que peu confiance et celles qui sont bonnes m'effrayent par leur prix. A part quelques eaux comme celle de Botot qui ont un passé et ont fait leurs preuves, je pense qu'il vaut mieux pour une femme ne pas user d'eaux de toilette, elles sont irritantes. La bonne eau pure, le bon savon, suffisent au nettoyage.

Cependant pour les invétérées, celles pour qui l'habitude est une seconde nature, nous contenterons leur doux entêtement en leur conseillant de faire elles-mêmes leur eau de toilette en faisant un mélange de :

Eau bouillie,
Eau de roses,
Eau de lavande,
Teinture de benjoin,
Un peu de glycérine très rectifiée.

Dans un demi-litre d'eau bouillie qu'elles mettent eau de roses, de lavande en parties égales, très peu de benjoin et de glycérine.

Je suis certaine qu'elles se trouveront bien de cette eau meilleur marché et inoffensive.

# Vinaigres de toilette.

❦

Puisque nous avons commencé de désigner les produits arti-ficiels et commerciaux à la mode, continuons, les femmes ont toujours mauvaise langue et critique preste.

Les vinaigres de toilette. Pourquoi en use-t-on ? Ils sont ir-ritants, ils empêchent la dissolution du savon, dans l'eau où on en a versé, et par suite nuisent au nettoyage de la peau. J'aime pourtant leur odeur revivifiante; je les crois utiles pour se rafraîchir le visage après une course où il y a eu à subir l'attaque de la poussière; alors, mélangées à l'eau fraîche, quelques gouttes de bon vinaigre de toilette sont une délicieuse eau calmante. Pour les frictions du corps, pour les soins des pieds, oui, le vinaigre a son usage mais pas pur, au contact de la peau il se décompose et dégage une aigre odeur très désa-gréable.

Voulez-vous, pour vous éviter des dépenses, une recette de vinaigre, des recettes même, si vous en voulez plusieurs ? Écoutez :

| | |
|---|---|
| Vinaigre. . . . . . . . | 5oo grammes. |
| Camphre . . . . . . . | 6o — |
| Huile de lavande . . . . . . | 1/2 — |
| — de girofle. . . . . . . | 1 — |
| — de canelle. . . . . . . | 1 — |

et encore :

Vinaigre.
Fleurs de lavande (emplir le vase).

et enfin :

Vinaigre et pétales de roses (emplir le vase).

# Recettes de vinaigres de toilette.

꽃

Les bons vinaigres de toilette du commerce sont coûteux ; si on ne veut point débourser de somme respectable on court le risque de faire acquisition de produits non garantis et qui peuvent dès lors être nuisibles et malsains.

Pour mes petites amies adroites, précautionneuses et dont le budget demande quelques combinaisons financières, voici quelques petites recettes secrètes et que je déclare excellentes, elles sont simples et varieront le champ des confections coquettes commencées à la page précédente ; ne les employez toutefois que mélangées à l'eau tiède pour servir d'astringents et nettoyer la peau :

### *Vinaigre de benjoin.*

| | |
|---|---|
| Vinaigre rectifié. | 100 grammes. |
| Teinture de benjoin | 100 — |

### *Vinaigre d'œillet.*

| | |
|---|---|
| Vinaigre pur. | 200 grammes. |
| Œillet en essence | 8 — |

### *Vinaigre de lavande.*

| | |
|---|---|
| Vinaigre pur | 100 grammes. |
| Fleurs de lavande | 100 — |

ou bien encore :

| | |
|---|---|
| Alcoolat de lavande | 100 grammes. |
| Vinaigre | 100 — |
| Glycérine | 20 — |

### *Vinaigre de rose.*

| | |
|---|---|
| Acide acétique | 100 grammes. |
| Feuilles de roses de Provins fraîches. | 100 — |

## Laits de toilette.

❧

On les dit « laits » bien que le lait n'y entre jamais... et pour cause. Ce sont des liquides blancs et cela nous suffit, nous croyons aux vertus de cette blancheur précieusement enflaconnée.

Les laits de toilette sont moins mauvais que les eaux et les vinaigres, le benjoin est leur grande base et le benjoin est excellent, à certaines doses, pour la peau.

Il vous sera très simple de faire préparer par une herboriste consciencieuse un lait de toilette qui ne vous reviendra pas cher, sa science lui conseillera les produits qu'elle jugera utiles pour les petites affections cutanées que vous lui signalerez.

Les laits de toilette s'emploient en lotions, le soir après la toilette, ils sont rafraîchissants et adoucissants ; d'eux, je ne dirai point de mal, car je reconnais leurs vertus et je les comprends ; la peau a besoin d'être soignée, tonifiée ainsi qu'adoucie, c'est le rôle du mélange, du « lait » que soigneusement vous étendrez le soir sur votre épiderme.

Rejetez, cependant, les laits épais et grumeleux, c'est qu'ils contiennent des produits autres que les simples eaux de benjoin, iris, etc... méfiez-vous. C'est pour cela que je vous conseille de demander soit à votre docteur, soit à une herboriste intelligente, une formule que vous conserverez et avec laquelle vous ferez préparer de confiance, en toute sécurité, une lotion pour le soir dont vous vous trouverez parfaitement. Vous pourrez l'employer aussi le matin après la toilette si vous jugez cela utile. Employez toujours mélangé à l'eau tiède.

# Recettes de laits de toilette.

Voici pour confectionner vous-mêmes des laits de toilette dont vous serez certaines et que vous pourrez employer en toute tranquillité, quelques recettes peu compliquées et qui vous plairont certainement.

*Aux concombres (lait hygiénique).*

Eau de rose . . . . . . . . . . un litre
Alcool à 85° . . . . . . . . . . un demi-litre
Jus de concombre . . . . . . . . . un demi-litre
(que vous obtiendrez vous-mêmes en pressant fortement des concombres frais dans un fort linge de toile).
Amandes douces. . . . . . . . . 200 grammes
Laissez macérer quelques jours, filtrez, et, au moment de vous servir du mélange, agitez afin que toutes les parties s'unissent bien intimement et de manière efficace.

*Autre : pour la clarté du teint.*

Lait d'amande . . . . . . . . . 200 grammes
Benjoin. . . . . . . . . . . 15 —
Eau de roses . . . . . . . . . 100 —

Voici enfin comment on confectionne le fameux lait d'amandes dont partout on entend parler comme étant ce qu'il y a de plus doux et de meilleur pour les soins du visage :

Amandes douces. . . . . . . . 25 grammes
Amandes amères. . . . . . . . 25 —
Eau bouillie ou de pluie . . . . . . 100 —
Sucre en poudre. . . . . . . . 50 —
Alcool à 85° . . . . . . . . . 1/10 de litre
Eau de fleurs d'oranger ou de roses . . 25 grammes

## Le teint.

✛

Maintenant que nous en avons fini avec la peau, parlons du teint. Si votre peau est bien portante vous aurez toujours un joli teint uni, quel qu'il soit, c'est-à-dire que vous soyez brune au teint mat, créole au teint cuivré, blonde au teint rosé ou femme du Nord au teint pâle. Ne vous désolez jamais du teint que vous a donné la nature, elle se trompe rarement et n'enviez pas ce que vous trouvez beau sur une autre : nantie du même avantage, qui vous dit que vous seriez séduisante ?

Pourtant j'ai entendu souvent beaucoup de mes gentes sœurs les femmes se désoler :

— Je suis affreuse, j'ai un sale teint noir.

— Je voudrais bien être plus pâle.

— J'aimerais avoir le teint rose.

Petites écervelées, vous êtes cependant bien jolies telles que vous voilà, car la teinte générale de votre épiderme est en harmonie avec votre chevelure et le pigment de vos malicieuses prunelles. Soyez donc heureuses de ce que vous avez, mais sachez en tirer un parti très adroit, artistique pourrais-je dire. Nous verrons en une page plus lointaine comment rendre fort joli n'importe quel teint.

Pour l'instant, contentez-vous d'accepter le vôtre et de ne rien faire pour le transformer, ce qui peut aboutir à un désastre. Écartez de votre peau toutes les petites misères qui l'enlaidissent, soignez-la bien, surveillez-en le velouté et la santé. Ne vous fatiguez point trop, ne veillez pas abusivement, n'employez ni eau trop chaude, ni eau trop froide pour votre toilette. Veillez à une bonne circulation de votre sang.

« Le teint est la preuve de la santé. » Méditez cet adage sagement avec toute votre intelligence d'Ève.

2

## Contre les rides.

❦

Quelle tristesse et quelle angoisse que l'apparition des rides ! Je vous en prie, ne les laissez pas s'installer tranquilles en votre beauté, surveillez étroitement ces tueuses de jeunesse, défendez-vous bien contre elles, luttez de toute votre ruse et votre patience contre les sournoises ennemies.

Dès que la femme a vingt-cinq, trente ans, il faut qu'elle ait le souci des rides, elle ne doit pas attendre et se rire d'elles et les négliger ; quand ensuite elle voudra arrêter l'empreinte de la griffe fatale sur la fraîcheur de ses traits, il sera trop tard, le mal aura des racines profondes, les rides seront inscrustées et indélébiles.

Je parle aux femmes très jeunes encore et qui voient sans peur, imprudemment, leurs jolis yeux se plisser légèrement, leurs lèvres se froisser à la moindre fatigue, leurs joues se barrer d'un trait creux. Attention, ce sont de naissants symptômes, votre épiderme, vos muscles sont las, tonifiez-les. L'eau glacée en compresses, l'eau chaude en compresses, le massage à la vaseline, les bains de vapeur (fumigations) voilà des remèdes préventifs. Usez-en.

Chaque matin et chaque soir à la lumière crue de la lampe, examinez sérieusement votre visage, notez chaque apparition et vite luttez jusqu'à disparition.

Évitez de rire trop largement, ne clignez pas trop souvent des paupières, ne froncez pas les sourcils, le front, le nez, mauvaises habitudes vieillissantes. Fermez souvent les yeux pour défroisser la paupière supérieure qui est fragile.

Que dire maintenant aux pauvres négligentes affligées de rides : massages, eau glacée et chaude alternativement. Masque de caoutchouc, papillons relève-muscles, électricité.

# Contre les duvets du visage.

Il y a duvet et duvet, quelques femmes se tourmentent pour un joli duvet blond qui couvre leurs joues vers les oreilles, ce sont des écervelées; rien n'est plus joli et plus jeune que ce duvet fin qui ressemble à celui d'un fruit savoureux, d'une pêche par exemple. Les petits bébés ont souvent ce duvet.

Si c'est là votre affliction, n'y touchez pas et gardez-la, vous possédez une vraie beauté que vous ne savez pas apprécier; cette fine duveture blonde ou brune disparaîtra avec votre jeunesse.

Si vous êtes affligées du duvet vrai, rude et fort, n'usez d'aucun dépilatoire qui brûle, ne rasez pas non plus, vous feriez repousser le poil plus dru et plus dur. Si vous êtes brunes passez les poils à l'ammoniaque étendu d'eau et aussi à l'eau oxygénée étendue, ainsi vous les ferez blondir et vous les anémierez et peut-être tomberont-ils pour ne plus revenir.

Pour le duvet autour des lèvres, arrachez-le avec une petite pince d'acier. C'est très douloureux, mais c'est le vrai remède; c'est aussi un travail de patience et il vous faudra longtemps pour arriver à un résultat.

Ne tourmentez pas autrement le duvet des lèvres, il deviendrait de la barbe. Évitez l'usage des crèmes et matières grasses qui, nourrissant le poil, concourrent à son développement rapide. Humectez souvent avec des eaux où seront fondus des astringents, peu à peu vous dessécherez le poil qui tombera. Le bi-borax, l'acide borique, l'alun sont très bons.

Mais véritablement le grand remède est d'épiler, car on arrache le poil et la racine. Après chaque petite séance de ce travail patient et menu, frictionnez les places épilées à l'alcool mêlé d'un peu de jus de citron.

# Pour être fraîche et belle malgré la fatigue.

Il arrive parfois que vous ayez eu une émotion, un sérieux malaise, une contrariété, une fatigue à la veille d'une cérémonie, d'un dîner, d'une soirée. Votre teint est houillé, vos yeux cernés et battus, vos lèvres froissées, votre bouche sèche et fiévreuse. Il y a bien les artifices de beauté : les fards rouges, blancs, noirs, roses ; mais qui donnera à vos joues leur rondeur juvénile, à votre bouche son gonflement de beau fruit, à votre regard sa limpidité d'eau courante ? Malgré vos efforts et tout votre art, une lassitude demeurera sur votre joli visage, et quand vous rencontrerez du regard un miroir vous serez surprise, mécontente et chagrine de votre infériorité passagère.

Voulez-vous être belles et fraîches malgré les fatigues les plus grandes ? Écoutez-moi :

Faites bouillir de l'eau, mettez-la dans un vase où elle se conservera bien chaude un long moment, trempez dans cette eau une serviette très hydrophile et fine, tordez-la mais veillez à ce qu'elle demeure humide et très chaude. Étendez-vous sur un lit ou un divan, posez la tête plus bas que le corps, otez corset et tout ce qui gênerait la circulation, posez votre nuque nue sur la serviette très chaude, faites l'obscurité dans la pièce où vous vous êtes retirée. Demeurez ainsi une demi-heure à trois quarts d'heure. Renouvelez la chaleur de la serviette très souvent. Vous serez surprises du résultat obtenu.

Procédez ensuite soigneusement à votre toilette, tamponnez vos paupières à l'eau chaude et froide alternativement.

Avec tranquillité vous pourrez aller en soirée, au bal, au théâtre, en un dîner, vous serez la plus délicieusement fraîche et vous étonnerez par l'éclat de votre physionomie : clair regard, élasticité du sourire, fermeté des chairs.

## Comment masser le visage.

❦

Après vous être soigneusement lotionné le visage à l'eau tiède pour ouvrir les pores, enduisez-le de crème et avec la main droite et la main gauche à plat, frictionnez doucement.

Une fois la crème bien étendue, bien pénétrée, reprenez-en sur vos bouts de doigts et procédez ainsi :

1º *Pour le front*. — De la main gauche maintenez la chevelure bien en arrière du front ; de la main droite frictionnez du haut en bas, à contresens des petites rides qui sillonnent la peau ; puis ensuite avec les deux mains, allez du milieu du front vers les tempes.

2º *Pour les joues*. — Massez avec la paume des mains, bien à plat et en remontant du menton vers les yeux, puis en allant ensuite du milieu des joues vers les oreilles ; ce dernier mouvement se fait avec le bout des doigts.

3º *Les yeux*. — Massez sous les yeux, avec le bout des doigts, précautionneusement en allant du nez aux tempes. Massez ensuite les tempes ; écrasez délicatement une à une avec le doigt léger les rides de la patte d'oie. Ne touchez pas à la paupière supérieure.

Quand ce petit travail de massage sera terminé, plongez votre visage dans l'eau tiède, essuyez légèrement remettez de la crème avec la serviette un peu humide, laissez quelques minutes puis passez la houpette à poudre de riz.

Avec une petite brosse ou un simple tampon d'ouate hydrophile, enlevez le trop de poudre qui s'est déposé sur votre visage.

Vous serez fraîches et jolies comme des fleurs nouvellement écloses.

2.

# Le nez.

*Comment masser le nez qui se ride ?* Enduisez-le de crème et frictionnez doucement avec le bout des doigts, régulièrement des deux côtés et dans le sens contraire des rides formées, et ce jusqu'à pénétration complète de la crème.

*Comment corriger des narines trop pincées ?* Oui, c'est très vilain et cela donne un air méchant qui nuit à un gentil visage de femme. Avec votre petit doigt massez souvent les narines, intérieurement, en mouvement arrondi; quand vous êtes seules et que vous ne redoutez nulle surprise et nulle moquerie — les gens sont toujours prêts à rire de tout — introduisez dans vos narines un petit tampon vaseliné d'ouate hydrophile. Ne faites pas cela la nuit, vous pourriez être gênées dans votre sommeil.

*Comment corriger les narines trop ouvertes ?* Il existe dans le commerce des pinces spéciales pour corriger ce petit défaut.

*Pour les poils des narines.* — Il n'y a qu'un remède : les arracher. C'est fort douloureux, mais avoir du poil dans le nez est si laid que vous ne reculerez pas devant un sacrifice si personnel et qui ne demande qu'un peu de courage.

*Pour les narines huileuses.* — Lotionnez avec de l'eau d'alun.

*Pour les points noirs.* — Extirpez-les entre les index et frictionnez les places avec un tampon d'ouate trempé dans l'alcool chauffé.

*Nez qui pèle.* — Certaines femmes ont parfois cette mésaventure. Elles feront disparaître ce léger défaut en faisant, durant quelques jours, des lotions à l'huile de camomille camphrée tiède. Le soir elles feront des frictions douces à la vaseline mentholée; elles sécheront avec de l'ouate.

## Comment avoir de jolies joues.

❦

Avoir de jolies joues, c'est les posséder roses, fermes et rondes, toutes pareilles à de beaux fruits que l'on a envie de croquer : pêches ou pommes appétissantes et fraîches.

Comment acquérir ces joues-là, si la nature ne nous en a pas douées, si nous sommes maigres, creuses, pâlottes, à visage long ?

Écoutez, et essayez.

Pour acquérir une belle couleur rose aux joues, faites des lavages à l'eau glacée, pincez-vous les joues puis faites vite un lavage à l'eau chaude, ensuite fouettez vivement avec un fin linge glacé à l'eau très froide — attention à vos yeux, fermez-les.

De cette façon vous attirerez le sang aux joues.

Pour les avoir rondes, massez-les de la façon suivante, après vous être débarbouillées, prenez l'habitude d'essuyer les joues en rond, partant de l'extérieur et revenant au centre, ce sera déjà un massage journalier, puis massez plus longtemps et de la même manière — de l'extérieur au centre — avec une bonne crème ; n'en enduisez pas trop abondamment les joues, le massage doit être presque sec.

Ainsi travaillées vos joues seront fermes. Soyez persévérantes et patientes et vous aurez un très gentil résultat.

Prenez l'habitude de vous passer de voilette et d'aimer la pluie fine et froide qui est tonifiante pour la face et donne de la fraîcheur. Ne mettez jamais de poudre sur un visage en sueur, essuyez-le et laissez libres les pores afin de leur donner de l'élasticité et de la vie.

# Le maquillage.

❧

Voilà un grand mot, et qui soulève des polémiques et des récriminations. Pourtant un maquillage bien fait, pas trop accentué, rend la femme jolie et séduisante. Je ne vais pas vous parler ici de blanc gras, de rouge végétal, de bleu, qui sont les accessoires de beauté des dames du théâtre. Je ne vous parlerai pas non plus de l'émaillage qui est l'apanage de spécialistes et de belles très mûres.

Non, nous parlerons ici du maquillage courant que toute femme se permet, mais sait plus ou moins faire.

Il consiste, ce bénin maquillage, en emploi de crème, poudre de riz, rouge en poudre, rouge des lèvres, crayons ou encre pour les sourcils et les cils, peut-être y ajoutons-nous une petite ombre pour estomper les paupières et rendre le regard profond et languide.

Commencez par bien vous nettoyer le visage et bien le sécher, puis prenez sur le bout des doigts un peu de crème que vous étendez, essuyez afin que le visage ne demeure que très peu gras ; légèrement appliquez la poudre ; sur les joues pas trop près des yeux, plutôt vers les méplats, étendez légèrement le rouge, essuyez le tout, remettez alors un peu de poudre, oh ! très sobrement, surtout au nez, au menton et au bas des joues autour du rouge. Avec une patte de lapin ou une brosse fondez le tout. Ensuite parez les cils et les sourcils, finissez les yeux avec une estompe légère, en dernier lieu, appliquez le rouge des lèvres.

... N'exagérez ni le rouge ni le noir, surtout le rouge des joues, ne vous donnez point l'air d'un masque, vous devez simplement rehausser vos avantages et non changer votre physionomie, souvenez-vous-en.

## Comment on se maquille.

❧

On se maquille selon son âge, l'heure de la journée, la toilette qu'on porte, l'endroit où l'on doit aller. Naturellement, une femme de quarante ans ne se fera pas une tête de jeune fille de dix-huit ans, elle choisira un rouge des joues un peu passé, peu éclatant, et elle l'appliquera sagement en simple trace rosée; on sait bien qu'à cet âge un sang vif et vermeil ne peut colorer l'épiderme, d'ailleurs moins transparent; elle n'exagérera pas non plus la mise de la crème et de la poudre, qu'elle se souvienne de son âge; essayer de se rajeunir c'est afficher sa vieillesse. A quarante ans une femme est jeune, très jeune, à condition qu'elle n'essaye point de vouloir l'être trop, car l'exagération attire l'attention et l'attention est analytique et méchante,

Chez une dame, agréable, en un bel automne, mais qui veut faire croire à un été précoce, on cherche malgré soi le correcteur que cette allure inusitée demande : les rides, la lassitude des yeux et des lèvres, les petits plis près de l'oreille, au cou, sous le menton. L'imprudente a révélé son mal. Donc maquillez-vous avec intelligence, soyez franche avec vous-même face au miroir, et pour cela, un conseil : exigez d'être bien seule, sans soubrette, sans amies, sans ami, sans mari.

On se maquille le soir à la lumière raisonnable d'une bonne lampe. L'électricité, le gaz donnent des erreurs de tonalité. Au jour maquillez-vous dans un endroit bien clair. Vous ne vous imaginez pas quelle place tient l'éclairage dans la confection d'un adroit maquillage et les surprises désagréables et fâcheuses que réservent une erreur de jour.

N'abusez point des fards gras, ils fondent et coulent. Usez des eaux roses pour les joues et pour les lèvres.

# Comment on se fait les yeux.

❦

Le travail du maquillage des yeux demande du temps, de la régularité, de l'attention. Prenez bien garde que vos deux yeux soient semblablement fardés et parés, rien n'est plus drôle et ennuyeux que deux yeux dissemblables : un sourcil plus souligné, plus épais, un œil plus bistré ou plus allongé. Toute l'attention doit aller à cette harmonie-là.

Choisissez crayons, ou liquides, ou mascaro, ou rimmels, ou kohl, de la teinte réelle de vos cils et sourcils, si vous êtes très blonde, prenez un peu plus foncé, si vos yeux sont noirs prenez très foncé ; avoir des cils et des sourcils blonds donne une fadeur au regard. Corrigez cela.

Commencez par les cils après vous être bien essuyé la poudre de riz qui peut y demeurer. Si c'est au crayon, ne passez qu'un trait très fin, bien appuyé, au-dessus des cils de la paupière inférieure, au bord même de la paupière, donnez un tout petit trait dans l'angle de la paupière en haut et en bas, vers les tempes; avec le crayon placé à plat rebroussez doucement les cils de la paupière supérieure. Choisissez un noir non gras, mais sec, et humectez légèrement vos cils afin de faire prendre la teinte.

Les cils terminés mettez une pointe imperceptible, un atome, de rouge au coin de l'œil près du nez.

Si vous usez d'eaux ou de mascaro, rimmels, kohl, vous vous servez d'une petite brosse. Ne prenez pas trop de liquide, ne collez pas les cils, brossez toujours de la racine vers l'extrémité.

Pour les sourcils, allez très légèrement, des sourcils épais barrent le visage d'un trait dur.

Reste l'estompe, que je ne vous conseille pas ou peu.

## Comment on se fait les lèvres.

❦

Si vous avez les lèvres fortes et la bouche grande, vous corrigerez ces petits défauts en appliquant le rouge ainsi :

Hardiment au milieu, puis avec l'index, vous dégradez en allant vers les côtés et même vous mettez dans les coins un rien de poudre de riz.

Si vous avez la bouche mince, accentuez le V au milieu, rehaussez un peu la lèvre, faites un peu déborder pour la lèvre inférieure (pour ceci il faut du rouge sec qui ne s'en va pas).

Si votre bouche est normale n'exagérez pas le rouge, il agrandit, durcit l'expression, accentuez simplement le ton de santé de vos lèvres.

Voici comment on met son rouge, humide, c'est-à-dire gras, on l'essuie s'il est trop vif, puis on jette avec la houppe un rien de poudre que l'on tamponne avec légèreté. Les lèvres ont ainsi toute l'apparence d'une jolie fraîcheur naturelle de bon aloi.

On peut aussi après avoir mouillé les lèvres y étendre avec le doigt de la poudre rouge des joues, cela fait des lèvres très bien.

On peut aussi y étendre du rose liquide qui a l'avantage de sécher, d'être parfumé finement et de n'être pas de teinte exagérée.

Il y a enfin le rose demi-sec, mais il dessèche et ride les lèvres.

Il y a le rouge sec, mais il faut apprendre à le mettre. Il a le défaut d'être de ton violent. Gardez-le pour le soir.

Le meilleur rouge est encore le crayon Dorin que nous employons toutes, et qui est peu coûteux.

# Comment on farde nez et oreilles.

❧

Oui, mesdames, on farde le nez et les oreilles, avec cela que vous ignoriez ce détail!

Pour farder nez et oreilles par exemple, il faut les avoir jolis, car cela attire l'attention, à moins pourtant que l'oreille même laide soit dérobée sous la coiffure et ne laisse paraître — la malicieuse — qu'un petit bout gentil, rose et coquet.

Pour le nez il n'en est pas de même, on ne peut farder qu'un nez joli, fin, aux narines transparentes, frémissantes. Le maquillage est simplet : tout finement, avec le petit doigt, on introduit et on étale un rien de rouge, une roseur, dans la narine : à l'extérieur on en fait autant, on corrige cet extérieur par un tantinet de poudre, bien essuyée ensuite, et le nez mutin a des narines charmantes, pareilles à de roses coquillages transparents. Savez-vous qu'un nez trop fin et pâle est une laide chose qui attriste le visage et donne l'air d'être malade.

Pour farder l'oreille entière on fait ainsi : avec l'index légèrement frotté de rouge on passe sur l'ourlet de l'oreille, puis un peu dans la conque, et un peu vers le bout. Si vous saviez combien elle est jolie cette oreille petite, transparente, rose. Sachez tirer parti d'une mignonne oreille, c'est une beauté très originale et plus rare qu'on ne le pense chez les femmes.

Pour farder le bout de l'oreille frottez-le entre le pouce et l'index de chaque main avec un peu de rouge. Une perle, un diamant, du corail, une turquoise piqués en cette roseur font une charmante chose très agréable à regarder et qui attire l'hommage discret et sincère.

# Poudres de riz.

❦

Faut-il en user ? Sont-elles bonnes pour la peau ? Oui, à condition de savoir les choisir.

Les bonnes poudres de riz sont très chères. On n'a pas de poudre vraiment fine à moins de 4 francs la boîte, et ce prix peut monter jusqu'à 10 francs et plus. Vous avez alors de la vraie farine de riz, à grain atomique imperceptible. Ces poudres ont l'inconvénient d'être parfumées, ce qui est encore nuisible. Cependant, avec une bonne crème les isolant de la peau et un sérieux lavage avant le coucher, la peau ne peut pas être abîmée, elle est au contraire garantie du contact de l'air et garde finesse et fraîcheur.

Si vous n'avez pas les moyens de mettre très cher à l'achat d'une bonne poudre de riz, faites-la donc vous-même, rien n'est plus simple. Prenez 100 grammes de poudre de riz pure chez un pharmacien et 50 grammes de poudre d'iris, ajoutez 10 à 20 grammes de talc et mélangez bien intimement le tout en remuant longtemps avec une petite spatule de bois, parfumez de quelques gouttes de votre parfum préféré.

Si vous avez le teint rose et que vous désiriez y assortir votre poudre, écrasez très finement de la poudre de carmin et faites le mélange jusqu'à ce qu'il ait la teinte désirée.

Si vous êtes brune, vous mettrez de la poudre de bismuth dans la proportion qui vous permettra d'atteindre la ressemblance avec l'aspect de votre teint naturel.

Afin de rendre une poudre bon marché inoffensive, mélangez-y la moitié de son volume de poudre d'amidon.

Il y a dans le commerce profusion de marques de poudres de riz, choisissez-en une et si elle vous réussit, arrêtez-vous-y. Ne recherchez pas le parfum suave et tenace, qui est malsain.

3

## Recettes de poudres de riz.

&#10087;

*Poudre de riz ordinaire.*

| | |
|---|---|
| Talc en poudre . . . . . . . . | 100 grammes |
| Poudre de riz . . . . . . . . . | 140 — |
| Magnésie en poudre. . . . . . | 100 — |
| Craie en poudre . . . . . . . . | 25 — |
| Poudre d'iris . . . . . . . . . | 50 — |

Cette poudre, légère et très simple en sa composition, rend la peau douce, blanche et souple, je vous la conseille comme étant excellente.

Aimez-vous la poudre très parfumée, voici une autre recette qui vous plaira :

| | |
|---|---|
| Poudre de talc. . . . . . . . . | 250 grammes |
| Feuilles de roses de Provins . . . . | 50 — |
| Iris en racine . . . . . . . . . | 110 — |
| Magnésie en poudre. . . . . . | 25 — |
| Poudre de clous de girofle . . . . | 1 — |
| Encens . . . . . . . . . . | 25 — |
| Essence de santal . . . . . . . | 0 gr. 75 |

Très parfumée, mais, je vous en préviens, un peu irritante, En voici une plus discrète :

| | |
|---|---|
| Talc en poudre . . . . . . . . | 100 grammes |
| Iris en poudre. . . . . . . . | 25 — |
| Magnésie . . . . . . . . . | 25 — |
| Essence de bergamote . . . . . | 1 — |
| Héliotrope . . . . . . . . . | 3 — |
| Vanille . . . . . . . . . . | 20 — |

On peut varier à son aise les quantités, en gardant toutefois les proportions afin de faire convenablement les mélanges.

Cette dernière recette est celle que vous pourrez préférer.

## Les crèmes.

❧

A condition qu'elles soient bonnes, elles sont les préservatrices de la peau, les conservatrices du teint, les chasseuses de rides, en un mot elles sont bienfaisantes et leur emploi est nécessaire.

Il y a de bonnes crèmes qui coûtent cher mais on peut se procurer des échantillons de ces produits à des prix abordables à toutes les bourses. A vous de ne point trop employer de poudre et de fards afin de concilier coquetterie et budget.

Cependant, je veux venir au secours des pauvres petites démunies de richesses et de superflu leur permettant des folies pour être belles et désirables.

Voici une excellente recette de cold-cream que vous pourrez employer en toute sécurité :

| | |
|---|---|
| Blanc de baleine. . . . . . . | 10 grammes |
| Huile d'amande douce . . . . . | 50 — |
| Cire blanche . . . . . . . . | 10 — |

faites fondre au bain-marie la cire dans l'huile puis incorporez doucement le blanc de baleine.

Ajoutez ensuite :

| | |
|---|---|
| Teinture de benjoin . . . . . . | 2 grammes |
| Eau de roses . . . . . . . . | 20 — |

Mêler parfaitement sans grumeaux.

Voici une autre recette de crème :

| | |
|---|---|
| Cire blanche . . . . . . . . | 20 grammes. |

faire fondre au bain-marie puis ajouter :

| | |
|---|---|
| Eau de roses . . . . . . . . | 20 grammes. |
| Eau d'hamamélis . . . . . . | 20 — |
| Benjoin. . . . . . . . . . | 2 — |

Cette crème a l'avantage de ne pas être grasse et de tenir bien la poudre sans ressortir du tout, même à la plus grande chaleur.

# Fards inoffensifs et préservateurs.

❦

On calomnie grandement les fards lorsqu'on dit qu'ils abîment l'épiderme. Injustice ! On agit à leur égard comme à celui d'un peuple duquel on dirait du mal en général parce que
quelques représentants s'en seraient mal conduits.

Distinguons et soyons clairs dans nos jugements : il y a
bons et mauvais fards.

En général, les fards ne nuisent pas au teint, ils lui donnent
de l'éclat et rehaussent la beauté.

Les bons fards, pris dans le commerce de la parfumerie,
sont coûteux, et je me vois encore obligée de venir en aide à
mes sœurs sans fortune pour leur permettre, comme aux avan-
tagées, d'être belles.

*Voici d'abord pour vos lèvres :*

Cire vierge, faites fondre puis mélangez attentivement, sans grumeaux, carmin en poudre.

*Voici pour vos joues :*

Vaseline . . . . . . . . . . .   100 grammes.
Carmin ou rouge de carthaine. . .     4      —

*Pour celles qui aiment le rouge liquide* (joues et lèvres) :

Alcool . . . . . . . . . . .   100 grammes.
Carmin. . . . . . . . . . .      2      —
Sulfite d'alumine . . . . . .     20      —
Ammoniaque. . . . . . . .      30      —
Eau bouillie . . . . . . . .     30      —

*Voici pour vos yeux :*

Alcool faible . . . . . . . . .    5o grammes.
Encre de Chine.
Eau distillée.

# Comment vous faire des mouches.

❧

Puisque nous voici retournées au temps lointain des robes à paniers et des cheveux poudrés, au temps disparu des coquettes aïeules prêtresses d'excentrique beauté, parlons donc des mouches, ce sera tout à fait de genre.

On ne porte plus de mouches, et cependant à certaines femmes possédant une carnation laiteuse et transparente, la mouche, l'assassine et friponne mouche, va très bien. On ne dit plus « mouche », hélas ! le joli mot si précieux, sentant le menuet gracieux et pimpant, est suranné, on dit lourdement et sans grâce « grain de beauté », et c'est en souvenir de ce qu'ils furent peut-être que la chanson murmure :

> Autrefois les grains de beauté
> Sur leur petit corps velouté
> Avaient, dit-on, de fines ailes...

De fines ailes ils n'ont plus, mais le corps velouté demeure et se niche en d'imprévus coins de visage où il rend le sourire plus fripon, l'œillade plus aguichante, où il fait la joue plus ronde, duveteuse et fraîche comme un fruit.

Les « mouches »... pardon ! les « grains de beauté », s'ils ne sont pas naturels, posés par la main des Grâces, se font, se posent selon l'humeur et le désir.

Il en existe en magasin : de minuscules confettis de velours ou de satin noir, vendus par microscopique boîte de 25 à 100. Ce sont, à mon avis, les plus inoffensifs.

On en fait soi-même avec un fin crayon de nitrate d'argent, mais c'est folie car cela abîme à la longue.

On en fait avec un fin bois d'allumette trempé dans la teinture d'iode, avec de l'encre de Chine, avec le crayon à cils, etc... C'est joli et fort original.

# Comment il faut se défarder et quand.

❦

Quand vous avez embelli votre visage avec d'adroits artifices, il ne faut pas garder sur votre épiderme les fards et les
poudres. Dès que vous pouvez être vous-même, qu'aucun regard indiscret ne vous hante, démaquillez-vous, faites respirer
votre épiderme, laissez la liberté aux pores de votre peau qui,
sous la couche de crème de poudre et de fard, fonctionnent
mal.

Lorsque vous avez employé des fards gras, démaquillez-
vous à la vaseline pure, étendez-la sur votre visage avec la
paume des mains et frictionnez longuement, essuyez cette
première vaseline, passez sur votre visage de l'eau un peu
chaude ; à nouveau étendez une couche de vaseline, frictionnez longuement, puis essuyez encore, passez sur votre visage
de l'eau assez chaude. Si cette seconde fois la vaseline essuyée
n'était pas teintée ni sale, c'est assez, vous êtes démaquillée.
Si elle était teintée ou grise, procédez une troisième fois, puis
nettoyez très soigneusement votre figure avec un bon savon
et de l'eau de température assez élevée afin d'enlever toute la
graisse et d'ouvrir les pores.

Lorsque vous avez employé des fards secs, l'emploi de la
vaseline est inutile, nettoyez simplement le visage à l'eau
chaude. Baignez-le d'abord et ensuite savonnez-le, et rincez-le
à une eau nouvelle et la plus chaude possible.

Faites ce petit travail tous les soirs avant de vous endormir.
Si vous êtes assurée d'être seule dans la journée, faites-le dès
que vous le pouvez, c'est autant de jeunesse de gagnée, de
santé, d'élasticité, de vigueur de l'épiderme acquises. — Pour
vos très intimes un peu de poudre sera vite passé, un peu de
rouge aux lèvres mis, si on vous surprend ainsi.

# Les lotions pour blanchir la peau du visage.

❦

Une peau blanche ! Le lait, la neige, la perle, le lys... tout ce qui est pur et beau, voici votre rêve ! Une peau transparente et fine sous laquelle le sang met des nacrures précieuses à peine rosées. Brunes ou blondes ou rousses, c'est votre rêve.

Voici, pour contenter votre désir, quelques bonnes recettes pour blanchir la peau du visage :

Faites, dans un petit flacon de un quart de litre contenant la moitié de sa capacité d'eau bouillie tiède, le mélange suivant :

1 dé à coudre de soufre lavé ;
1 dé à coudre de camphre en poudre.

Agitez bien avant de vous en servir, et avec l'eau ainsi composée lotionnez-vous le visage à l'aide d'un tampon de ouate hydrophile. Laissez sécher sur la peau. Vous aurez une sensation de grande fraîcheur, presque de glace, surtout si vous exposez votre visage, ainsi lotionné, à l'air. — Essuyez délicatement au bout d'une bonne heure. Attention à vos yeux, que le soufre rendrait malades ; ne faites pas cette lotion pour la nuit afin que le soufre n'aille point vers vos yeux, ce qui pourrait arriver dans l'inconscience des mouvements du sommeil.

Mélangez en parties égales de l'eau oxygénée et du jus de citron. Faites des lotions avec un linge de toile fine, laissez sécher puis faites de légères frictions à la vaseline pure, séchez et ne mettez pas de poudre.

Le lait d'ânesse est très bon en lotions pour blanchir la peau.

# Quelques vieilles recettes surannées
## mais utiles.

❧

J'ai retrouvé dans un vieux livre acheté autrefois sur les quais, quelques recettes de beauté. Elles vont vous faire sourire, mais comme vous êtes curieuses et aimez la nouveauté, je suis certaine que, dans le secret de votre cabinet de toilette, vous continuerez, tel un alchimiste au bonnet pointu, ces recettes surannées venues de coquettes aïeules, retournées maintenant au paradis ou à l'enfer, selon qu'elles ont fait bon ou mauvaise usage de leur beauté périssable et qu'elles furent anges ou pécheresses en cette vie si courte.

« *Pour avoir un teint de rose.* — On cueille, au matin, un bon quart de fraises humides de rosée, en un linge fin on les presse, avec le jus vermeil on se mouille le visage, ainsi l'on demeure toute rose du sang des fruits, un bon moment ; ensuite avec le jus qui demeure on se nettoie le visage et on essuie délicatement.

« Cette recette s'emploie tous les jours tant que dure le temps des fraises. »

« *Autre recette.* — Des framboises parfumées dix fois plein ta main tu prendras, les éplucheras avec délicatesse et les mettras en un petit pot de grès à bonne fermeture, dessus verseras de bon vinaigre suret, puis deux longs mois durant laisseras au repos, bien bouché et sans mouvement. »

Cet excellent vinaigre de toilette est une merveille pour la fraîcheur du teint.

« *Autre recette.* — Si veult être blanche ainsi que neige, six grands lys blancs tu cueilleras, en enlèveras le jaune cœur, puis jetteras dans une eau qui boult et ainsi laisseras le quart de l'heure. Soigneusement laveras ton visage. »

# Pour les maux du froid au visage.

❧

Le froid est l'ennemi des gentils minois féminins ; il est brutal et méchant ; sans pitié, il pose sur la chair délicate ses morsures âpres et gourmandes.

Combien de nous le craignent ce destructeur de joliesse ! Il nous apporte les rougeurs cuisantes, les brûlures dartreuses, voire même les affreuses et douloureuses gerçures, les crevasses des lèvres et des narines.

Pourtant, il est des jours d'hiver si séduisants avec leur soleil, l'éclat scintillant des routes gelées, l'azur dur du ciel limpide, que nous aimons aller bravement au froid sur les routes sèches et sonores, dans la farouche étreinte de l'air glacé qui semble être purifié, revivifiant, sain ainsi qu'un air médical, dépourvu de poussières, de poisons, de sournois microbes. Mais que, parfois, nous payons largement cette escapade et la passagère griserie goûtée !

Nous avons bien mis une voilette, mais la buée de notre respiration a fait de l'humidité et l'air vif se posant sur elle gerce la pauvre chair mal abritée.

Savez-vous ce que vous ferez, très vite, au retour de la promenade, ou tout au moins le soir avant de vous mettre au lit pour goûter un repos réparateur ?

. Vous ferez bouillir un demi-litre d'eau, vous y ajouterez une cuillerée à bouche de glycérine bien pure, une cuillerée à bouche de bonne eau de cologne, une cuillerée à bouche d'eau de roses, quelques gouttes de benjoin. Avec ce mélange tiède vous ferez des lotions en vous servant de petits tampons d'ouate hydrophile. Vous laisserez sécher sans essuyer.

Si les rougeurs persistent, étalez (pour la nuit), avec le bout du doigt, gros comme un petit pois de pommade de zinc.

**3.**

## Contre les coups de soleil.

❧

Nous aimons le soleil, la lumière ; nous aimons l'été et ses journées brillantes, étincelantes, éclaboussées d'or du dieu Phébus. Méchant dieu ! Souvent il nous punit de cet amour de sa splendeur en déposant sur notre corps de si brûlants baisers que, durant de longs jours, de longs mois parfois, la trace en demeure indélébile. Et n'est-ce que cela, ne souffrons-nous que de notre beauté gâtée passagèrement ?

Le mal est pis, car les baisers du soleil sont douloureux, dangereux quelquefois.

Pourtant il fait si bon dans le ruissellement des rayons de l'astre de vie que nous nous laissons attraper et blesser malgré nous.

Voulez-vous pouvoir aller au soleil bras et gorge et cou nus, offrir à la lumière votre épiderme frais sans danger de dommage ? Étendez sur les parties décolletées de votre toilette, sur les bras, le cou, la gorge surgis ainsi que des fleurs de chair de l'échancrure mousseuse du costume clair, une bonne crème non grasse, poudrez largement, étendez encore de la crème, poudrez plus légèrement. Sous cet enduit, invisible et coquet, parfumé et du ton même de votre chair, cette dernière est garantie aussi sérieusement que sous une soyeuse étoffe et vous avez l'avantage d'être infiniment jolie et séduisante, et surtout, ce qui n'est point à dédaigner, bien à votre aise.

J'insiste sur le conseil d'une crème non grasse et vous comprenez pourquoi. Une crème grasse fondra tout de suite à la chaleur solaire et ce sera désastreux. J'ai donné au commencement de ce livre une recette de crème hygiénique non grasse. Vous en trouverez d'ailleurs de toutes préparées dans le commerce ; elles sont chères mais excellentes.

## Nez rouge et double menton.

❦

La rougeur du nez est une affection bien gênante pour une femme, elle est causée par la délicatesse des vaisseaux sanguins. Voici un moyen de la faire disparaître :

Mélangez :

| | |
|---|---|
| Borax. . . . . . . . . . | 10 grammes. |
| Eau de roses . . . . . . . . | 30 — |
| Eau de fleurs d'oranger . . . . . | 30 — |

Agitez bien pour que le mélange soit parfait, puis lotionnez-vous, plusieurs fois par jour, le nez, avec le liquide ainsi composé.

*Autre recette :* faites fondre dans l'eau très chaude quelques grammes d'alun en poudre et faites des lotions soir et matin avec cette eau très chaude.

Évitez de poudrer un nez rouge et de l'enduire de crème, vous empêchez la bonne circulation déjà défectueuse, vous congestionnez les vaisseaux fragiles.

Le double menton est aussi une affection ennuyeuse et qui vieillit le visage. Abstenez-vous de porter des cols hauts qui congestionnent le menton et le font revenir en avant. Ne tenez pas la tête penchée en avant, cela forme le pli sous le menton et cause un amas graisseux.

Quand le double menton est développé, massez-le souvent pour le faire disparaître, faites des lotions à l'eau chaude boratée, portez la nuit une mentonnière de caoutchouc. Évitez d'y porter les mains, dans la journée, de le pincer, de le tirer : il ne faut pas avachir les muscles déjà affaiblis par un excès de graisse. Portez la tête haute. Si enfin le double menton demeure, cherchez alors à le dissimuler adroitement, demandez conseil à la couturière.

# Pour unir le teint quel qu'il soit : bronzé, rose ou pâle.

❀

Je vous ai promis, au commencement de ce livre, quand nous parlions du teint, de vous indiquer comment le rendre uni quel qu'il soit. Je tiens ma promesse. Je vous rappelle cependant que je vous disais aussi de soigner d'abord très sérieusement votre épiderme, afin d'en rendre le grain régulier.

Pour les brunes, il peut arriver qu'elles aient des parties du visage plus foncées, quelquefois même le brun va au verdâtre.

Je ne vois qu'une ressource, elle est un artifice et la voici :

Enduisez votre visage d'une crème peu grasse puis étendez la poudre, une poudre où entrera beaucoup de bismuth, afin de donner une tonalité jaunâtre mate. Avec le bout des doigts mélangez sur le visage crème et poudre ; ensuite remettez une couche très légère de la même crème, et par-dessus une autre couche de poudre, unifiez avec une petite brosse aux soies très douces. Vous pouvez alors procéder à la mise du rouge (en poudre) aux joues (ce que vous ferez avec précaution afin de n'en point abuser et détruire l'uni du teint), aux lèvres et du travail des yeux ainsi qu'indiqué avant cette page.

Pour le teint trop rose vous mettrez naturellement une poudre à peine rosée (ton chair), et vous procéderez aux mêmes soins.

Pour le teint trop pâle choisissez une poudre rachel, et mettez le rose aux joues avant la seconde couche de crème et de poudre, du rose mis à la surface indiquerait trop par son éclat inusité chez les pâles, la supercherie.

Ainsi se compose, chères lectrices, ce qu'on nomme « un fond de teint ».

## Comment nos aïeules cachaient qu'elles avaient pleuré.

∽

Toutes les femmes pleurent : chagrin, ennui, nervosité. Les larmes avec facilité perlent au coin de leurs jolies prunelles. Les larmes sont jolies, pareilles à des gouttelettes de diamant près des fleurs bleues ou brunes ou noires des iris ; elles scintillent et roulent en perles de cristal. Mais si elles durent, si pressées elles jaillissent en ruisselet désespéré, c'est le désastre, ce ne sont plus des gouttelettes précieuses éparpillées par l'herbe fine des grands cils, c'est le déluge qui rend vilain le visage et gonfle et rougit les paupières fragiles comme des pétales de fleur.

Pourtant, on ne commande point à son désespoir, à son cœur, à la mélancolie de l'âme, et parfois, au mépris de toute coquetterie, pleurer est doux comme une délivrance.

En ce vieux grimoire dont je vous parlais tout à l'heure, j'ai découvert comment de coquettes aïeules nerveuses ainsi que nous, et gentilles pleurnicheuses de même, cachaient aux yeux indiscrets les traces de leur récent désespoir, et en tout bien tout honneur voici ce secret dans toute sa naïveté :

« Prendras un jaune d'œuf frais pondu du matin et avec du lait tiède le battras pour faire un bon mélange, de l'eau de pluie y ajouteras, doucettement te tamponneras avec une toile fine, les paupières rougies par les larmes amères. Feras ainsi dix bonnes fois bien conscientes et patientes. — Essuieras doucettement.

« Ensuite cueilleras au jardin de fraîches feuilles de lilas ou autre plante de saison aux fraîches et larges feuilles de doux-toucher et sur tes paupières les appliqueras. »

Si naïve que paraisse cette recette elle est pleine de bon sens.

## Comment nous enlaidissons étourdiment
## un beau visage. Conseils sages.

⋘

J'ai vu souvent de fort jolis visages enlaidis par des rides, bien que les personnes soient encore jeunes. Je connais notamment une jeune fille, de traits fort séduisants, qui à certains moments offre aux regards un visage tout déformé et contrefait, je suis persuadée que dans dix ans, cette enfant sera laide bien que la nature l'ait généreusement pourvue de tous les charmes possibles.

Beaucoup d'entre vous, mes chères lectrices, sont aussi inconséquentes et étourdies que ma jeune amie, je ne veux pour me donner raison de cette affirmation que rappeler en mon souvenir les femmes que j'ai vu déformer et bouleverser par instant leur visage.

Ce long préambule sévère et effrayant est pour vous exposer à quelle faillite de votre charme vous entraînent toutes vos petites manies féminines.

Certaines, en parlant, pincent la bouche, gonflent la narine, remontent le front, plissent le nez, s'imaginant ainsi avoir une physionomie distinguée, animée, expressive. Imprudentes ! Vous vous ridez, tout simplement, vous fatiguez votre épiderme, vous creusez vos traits, vous dérangez l'harmonie de votre visage. Soyez naturelles et bougez le moins possible votre visage, vos yeux seuls, et seulement les prunelles ont besoin d'être expressives. Mais, de grâce, cessez de tordre votre bouche, de plisser nez et front, d'écarquiller les yeux, de froncer le nez.

D'autres, en ne parlant point, écoutent en se mordant les lèvres et le dedans des joues, autre manie non moins dangereuse et déformante et très fréquente. Attention ! Attention !

## Le charme du visage : sourire et regard.

꙳

Vous connaissez certainement, comme moi, de ces femmes qui semblent, lorsqu'on les voit pour la première fois, fort jolies, fort jeunes, comme enveloppées d'un je ne sais quoi de charmant, de séducteur, elles réjouissent l'âme et les yeux ainsi qu'un chaud et blond rayon de soleil. Vous êtes persuadées que ce sont des merveilles, douées par la nature. Vous les revoyez une autre fois, puis plus souvent, à loisir vous les détaillez, vous les examinez et vous êtes enfin surprises de constater que belles elles ne le sont point, ni brillantes, ni joyeuses, ni jeunes : traits ordinaires, chevelure ordinaire, taille sans grâce... Cependant, vous constatez autour d'elles un engouement. Pourquoi ?

Ce sont des femmes à charme. Examinez-les mieux encore, cherchez en elles ce qui plaît et vous découvrirez que malgré l'âge, le manque de beauté, de brillant, elles savent dégager une harmonie, une illusion qui les parent aux regards non habitués à elles. Elles ont une manière qui leur sied de porter la tête, de doucement fixer le regard, de nuancer la voix, de faire les gestes, et surtout de sourire. Ne croyez pas que ce soit naturel, ce charme, elles l'ont étudié, maintenant elles savent si parfaitement leur rôle qu'il est devenu le naturel. Ainsi sont celles qu'on nomme les reines de beauté et qui sont des femmes comme les autres : les grandes vedettes de la scène, elles ont appris à plaire, à séduire, elles sont tout grâce et harmonie et leurs armes sont surtout le regard et le sourire. Apprenez à sourire et à poser votre regard, mes chères amies, demandez conseil à votre miroir, cherchez la douce attitude qui vous sied et vous fait valoir, sachez que toute la femme est dans un joli geste, un clair sourire, un adroit regard.

# Les yeux.

❧

Beaucoup de dames sont affligées de rougeurs des paupières, surtout au bord, et de gonflement. Attention, c'est ainsi que commencent les rides et la vieillesse prématurée : les yeux faibles et malades clignottent, les paupières se plissent.

Lavez ces pauvres yeux-là à l'eau très chaude. Baignez-les avec une œillère dans de l'eau de roses le plus chaud possible.

Pour effacer les rides sous les paupières, lotionnez à l'eau chaude : celles de roses, de bluets, de camomille sont excellentes.

Évitez fards et crayons jusqu'à guérison complète. Les infusions ou décoctions des plantes suivantes sont utilement employées en compresses et en lavages pour les yeux malades :

Guimauve, lin, mélilot, persil, cerfeuil, mauve, framboisier, plantain, etc.

Si vos yeux sont très malades, je vous conseille enfin, à part ces lotions qui seront très bonnes aussi, de vous faire examiner par un médecin et préparer un collyre dont vous introduirez quelques gouttes sous les paupières.

Ne négligez pas de petits maux comme : coup de sang, courant d'air, ophtalmie légère, irritation venue du séjour d'une poussière ; l'œil est un organe fragile, on ne le soigne jamais trop et vous ne serez pas dans votre tort, ni même ridicule en le soignant sans qu'il soit malade, vous en fortifierez les muscles, en apaiserez les nerfs qui fournissent, vous vous en doutez, un formidable travail sans grand repos, car même dans le sommeil l'œil bouge.

Évitez de fixer le soleil, de trop vives lumières, l'horizon, le ciel, fatiguer l'œil c'est grandement se nuire, car la vue est notre sens le plus utile, et les yeux sont l'ornement du visage.

# Contre la cernure et l'œdème des paupières.

❧

Avoir les yeux cernés d'un halo léger, révélant de mystérieux bonheurs, ou la richesse voluptueuse d'une nature méridionale, est une fort jolie et séduisante chose, surtout si ce halo léger estompe les paupières d'yeux bleus. La claire prunelle sertie d'ombre semble mystérieuse et brillante comme une belle étoile au bord d'un nuage sombre du crépuscule d'un beau jour.

Cependant avoir ce cerne trop accentué, trop sombre devient un inconvénient; rien d'excessif n'est bien en la nature, et ce qui semble une heureuse lassitude ou la révélation d'un tempérament plein de charme, est, lorsqu'il s'exagère, l'indice, l'apparence d'une maladie.

Donc, si on cherche parfois à joliment estomper d'ombre les fines paupières féminines, il arrive aussi parfois qu'on cherche à éclaircir cette naturelle estompe qui s'exagère.

Quelquefois, d'ailleurs, la cernure des paupières se complique d'œdème, c'est-à-dire d'enflure, les paupières sombres sont gonflées, surtout l'inférieure, ce qui enlève toute beauté à la plus jolie tête de femme.

Pour le gonflement, appliquez sur les paupières des tampons d'ouate ou de linge fin humectés d'eau très chaude pendant dix minutes soir et matin; ce qui sera excellent c'est d'avoir fait bouillir dans cette eau du mélilot (plante), 15 grammes pour un litre, ou du bluet (même dose).

Pour la cernure, c'est votre appareil digestif qu'il faut surveiller ainsi que votre foie, consultez très sérieusement un docteur, en tout cas, vous pouvez toutefois essayer :

| | |
|---|---|
| Herbe d'anémone . . . . . . . . | 5o grammes |
| Eau . . . . . . . . . . . . . | 5oo      — |

faites macérer et lotionnez plusieurs fois par jour.

# Petits conseils pour l'hygiène des yeux.

❧

La lecture, la lumière vive du soleil, les lumières artificielles, les travaux de broderie, de couture, les arts de la peinture sont ennemis de la vue, l'irritent, la fatiguent. Cependant... devons-nous vivre les paupières sans cesse closes, ne devons-nous pas lire les livres que nous aimons, ne pouvons-nous aller au bon soleil et le soir devons-nous fuir l'éclat brillant, joyeux, fascinateur des beaux lustres ? Enfin lorsque seules et rêveuses, en notre *home*, nous demeurons, faudra-t-il ne point se pencher sur la broderie délicate aux fleurettes précieuses, ne pourrons-nous pas gentiment chiffonner des fanfreluches ou encore, l'été au jardin, essayer avec des mines d'artistes de reproduire sur la toile les beaux fruits et les fleurs ensoleillées et éclatantes ? Non... non, nous aimons la vie et ce sera tant pis pour nos yeux... Tant pis ? Non, car voici une excellente manière de vous fortifier la vue et de conserver malgré rayons et fatigue, de jolis yeux clairs et sains :

Lavez vos yeux à l'eau tiède salée.

Employez la solution suivante en fréquentes lotions tièdes :

| | |
|---|---|
| Iris de Florence . . . . . . . . . | 2 grammes |
| Sulfate de zinc . . . . . . . . | 0 gr. 15 |
| Eau de bluet . . . . . . . . . | 1/2 litre |

Lotions très chaudes aussi à l'eau boriquée.

*Pour faire disparaître ou avorter l'orgelet :* lotions à l'eau très chaude, tout d'abord, petits cataplasmes émollients tièdes. Bain d'œil dans un verre spécial à l'eau de rose ou de bluet le plus chaud que l'œil puisse supporter. Si, malgré ces petits soins, la paupière demeure enflammée et douloureuse, n'hésitez pas plus longtemps, allez consulter votre docteur.

## Cils et sourcils.

୶

Des sourcils fournis et bien arqués, de beaux cils brillants t sains sont la parure de l'œil.

L'œil n'est pas joli par lui-même, ce sont les cils et les sour-ils qui le parent et forment pour lui un merveilleux écrin où l scintille tel un précieux joyau.

Tout le monde ne peut pas avoir des cils très longs, recour-és à l'orientale, c'est une beauté assez rare, très appréciée 'ailleurs ; chacun peut avoir des cils sains, nets, brillants, ournis, il suffit pour cela de bien soigner les yeux d'abord et le nourrir les cils ensuite, la chose est simple ; faites le mélange uivant :

> Vaseline fondue
> Eau de roses.

Dans le tout bien battu, humectez légèrement une mignonne ›rosse à cils que vous aurez choisie très douce, passez délica-e ment sur les cils en remontant pour la paupière supérieure le la racine vers le bout des cils, en descendant pour la pau-›ière inférieure de la racine vers l'extrémité. Tenez l'œil bien ;rand ouvert afin que le liquide ne s'y introduise point, res-ez ainsi quelques instants, puis essuyez avec un linge de oile usagée et brossez ensuite avec une autre brosse sèche et rès douce dans les sens indiqués tout à l'heure. Cela facilite extraordinairement la pousse des cils et leur donne une santé t un brillant très appréciables.

Vous procéderez avec le même mélange pour les sourcils, ›ous ferez de même : brosse humide, linge, brosse sèche. Avec la brosse sèche arquez harmonieusement vos cils en remon-ant d'abord de l'œil au front puis en glissant vers les tempes.

# Les lèvres.

❦

Une jolie bouche, de jolies lèvres sont une grande séductio
pour la femme. Les lèvres sont les messagères et les moisson
neuses du baiser, la plus douce, la plus poétique, la plus éter
nelle chose du monde.

« Baiser, poème qui a des ailes comme les papillons et un
âme comme les anges. »

Toutes nous voulons avoir une jolie bouche, de jolie
lèvres ; pour le croire, nous n'avons qu'à constater que chacune
en le mystère du sac à main ou du tiroir de la poudreuse pos
sède un bâtonnet de fard carminé.

Cela suffit-il, avoir les lèvres rouges, pour avoir la bouch
belle ? Hélas non, ce serait trop simple.

Il y a de belles lèvres, de vilaines lèvres, d'inégales et inhar
monieuses lèvres et des lèvres dont on ne dit rien.

Les plus vilaines lèvres sont les minces et rentrantes, elle
indiquent, dit-on, la dureté, le manque de cœur : « Lèvre
minces et nez pointu n'ont jamais rien valu. » Je conseill
aux femmes affligées de telles lèvres, de ne pas toujour
fermer la bouche et de souvent sourire en mettant les lèvre
en O, cela donne un petit genre fin moins sec que leur sourir
en lame.

Les plus jolies sont les lèvres gonflées légèrement, très légè
rement, fortes avec un petit sinus remontant vers les joues
ces lèvres-là sont exquises et appétissantes comme des ce
rises.

Les lèvres trop fortes pourront être massées afin de les fair
diminuer.

Les personnes aux lèvres irrégulières devront faire attentio
à leur sourire.

## Contre les gerçures des lèvres.

✧

L'air vif est l'ennemi de nos lèvres, vrais pétales fragiles
: la fleur pourpre qu'est la bouche. La vaseline pure, la lano-
1e, le beurre de cacao, la pommade de cocombre sont excel-
nts pour apaiser les feux d'irritation causés par le froid.
eilleure encore est la simple pommade camphrée, qui a de
us la qualité d'affermir et de cicatriser à cause de l'hygié-
.que camphre qu'elle contient en dissolution. Cependant
)deur peut vous en être désagréable, en ce cas voici autre
1ose :

| | |
|---|---|
| Cire vierge. . . . . . . . . | 20 grammes |
| Huile pure. . . . . . . . . | 80 — |
| Miel rosat . . . . . . . . . | 150 — |

Évitez de mettre sur vos lèvres gercées des pommades bon
iarché et des crèmes inconnues prises n'importe en quelle
irfumerie, vous pourriez ainsi faire développer en votre épi-
:rme fragile une longue et sérieuse inflammation.

Surtout ne mettez pas la pommade à l'oxyde de zinc, elle
:che, mais dessèche aussi et est fort malsaine pour la bouche.

Lorsque vos lèvres vous font très mal, décongestionnez-les
1 les trempant quelque cinq ou six minutes dans l'eau
iaude, essuyez-les bien attentivement puis enduisez-les de
:urre de cacao sur lequel vous saupoudrerez un léger nuage
: poudre d'amidon.

Vous pourrez aussi y étendre un peu de glycérine bien rec-
fiée. N'abusez cependant point de ce dernier conseil parce que,
la longue, la glycérine est un irritant et qu'elle gonfle les
:vres, les enlaidit et supprime leur élasticité.

Mettez sur vos lèvres, le soir, une bonne pommade rosat.

## Pour blanchir les dents.

✥

Avoir de jolies lèvres, une jolie bouche, c'est parfait, mai
encore faut-il que cette bouche d'aspect séduisant ait un jol
sourire, et cela est impossible si vous n'avez pas de blanche
dents.

Car avoir des quenottes petites mais jaunes et ternes n'es
pas plus joli — moins certainement — que d'avoir d'irrégu
lières dents d'une éblouissante blancheur.

Il n'est pas en notre pouvoir de changer la forme de no
dents, mais il est en notre pouvoir de veiller particulièremen
à leur blancheur.

Parfois le brossage journalier n'empêche pas le dépôt dis
gracieux du tartre, que faire alors? Il y a quelques moyen
que je vais vous signaler :

1° Remplacer le produit dentifrice par de l'alun en poudre

2° (Et ceci est d'une efficacité toute médicale et au surplus bor
pour toutes les affections de la bouche : bobos ou aphtes). Badi
geonner une fois par mois dents et gencives avec de la tein
ture d'iode, puis se rincer la bouche à l'eau très tiède.

3° Enfin, jeter de temps à autre dans l'eau avec laquelle on s
rince la bouche un peu de jus de citron et d'ammoniaqu
liquide (quelques gouttes).

L'eau oxygénée est efficace pour blanchir les dents, mai
elle a le tort d'attaquer l'émail. Très étendue, son effet est invi
sible, je la nomme pour mémoire, mais sans la conseiller qu
comme désinfectant.

Je ne veux pas terminer sans nommer pourtant la crai
camphrée, excellente également mais d'un emploi et d'un
sensation assez désagréable, ce qui l'éloigne un peu des co
quettes. Cependant, vu son utilité, vous pourriez l'essayer.

# Les bons élixirs dentifrices.

Les élixirs doivent être bons, antiseptiques, délicatement parfumés, lorsque l'on ne peut aborder les bonnes marques il ne faut pas employer les poudres, les crèmes, les alcoolats à bon marché, jamais un produit de toilette acheté à prix réduit ne donne de satisfaisant résultat, au contraire.

Voici, ci-dessous, d'excellents dentifrices recommandés et éprouvés, que l'on trouve d'ailleurs dans le commerce baptisés de jolis noms et coûtant fort cher; ils ont le triple avantage d'aseptiser la bouche, de détruire le tartre et blanchir l'émail et d'affermir les gencives.

*Eau de Botot :*

| | |
|---|---|
| Anis | 30 grammes |
| Girofle | 10 — |
| Cannelle | 6 — |
| Menthe | 1 — |
| Alcool | 1 litre |

Faites macérer quelques jours, puis filtrez.

Autre :

| | |
|---|---|
| Thymol (huile volatile de) | 1 gramme |
| Menthol | 1 — |
| Alcool de menthe | 10 — |
| Alcool à 90° | 1 litre |

Autre :

| | |
|---|---|
| Salep | 5 grammes |
| Alcoolat d'ambre | 50 — |
| Alcool de menthe | 500 — |

Autre :

| | |
|---|---|
| Alcool à 90° | 100 grammes |
| Essence de géranium rosat | 75 — |
| Teinture d'iris ou d'ambre | 75 — |

# Poudres et pâtes dentifrices.

❧

Il faut, soir et matin, procéder à un sérieux nettoyage des dents afin de leur conserver la santé, la blancheur et d'avoir une haleine saine.

Les élixirs dentifrices ne sont point suffisants à enlever le tartre, il faut une matière dissolvante. Faites attention aux dentifrices, choisissez-les avec sérieux et souci, car ce sont eux qui abîment et rayent l'émail des dents, les font jaunir et se gâter, lorsque le grain des poudres qui entrent dans leur fabrication est trop gros, mal raffiné.

Employez des poudres ainsi composées, par exemple :

1°    Quinquina pulvérisé . . . . . . . 20 grammes
      Craie     —     . . . . . . . 6    —
      Chlorate de potasse. . . . . . . 5    —

2°    Poudre de borax . . . . . . . 30 grammes
      Magnésie calcinée . . . . . . . 25    —
      Charbon pulvérisé. . . . . . . 25    —
      Chlorate de potasse . . . . . . 15    —
      Essence de menthe . . . . . . 15 gouttes

En voici une autre excellente :

      Miel ou glycérine douce. . . . . 55 grammes
      Craie camphrée. . . . . . . 25    —
      Iris . . . . . . . . . 20    —
      Essence de menthe . . . . . . 10 gouttes.
         — de girofle . . . . . . 10    —
         — de rose. . . . . . . 2    —

Les pâtes peuvent attaquer les gencives, ou contenir des acides mauvais qui rendent la chair malade et déchaussent les dents.

# Comment guérir les petits bobos des lèvres et des gencives.

∝

La muqueuse des lèvres est fragile, ainsi que celle de l'intérieur de la bouche, il arrive souvent qu'elle se trouve déchirée pour une cause quelconque et, aux heures des repas, on endure un vrai petit supplice, surtout si les mets sont épicés ou vinaigrés.

Ces petits bobos des muqueuses buccales viennent parfois de la fièvre et sont alors de gros boutons fort douloureux et fort laids qui se posent surtout aux lèvres.

Pour les boutons de fièvre des lèvres, voici ce que vous ferez, si vous n'avez point eu la précaution d'en arrêter l'éclosion à temps : vous percerez la vésicule avec une fine aiguille chauffée auparavant à la flamme, puis, quand l'eau sera sortie (ne pressez pas avec les doigts) vous toucherez légèrement à la teinture d'iode.

Dans la bouche, sur les gencives, vous procéderez de même et vous vous rincerez souvent avec de l'eau chaude additionnée d'eau oxygénée ou d'eau sédative ou même d'alcool rectifié pharmaceutique.

Vous pouvez éviter les petits bobos de la bouche en tenant celle-ci bien propre et en surveillant attentivement gencives, langue et lèvres ; dès qu'une rougeur, un gonflement apparaissent, vite la teinture d'iode en légère touche ou l'eau oxygénée, ou l'alcool, ou même l'eau bouillie salée ou boratée, vous ne connaîtrez point ainsi la laideur des lèvres déformées et le supplice des boutons à vif dans les gencives.

Tenez votre bouche bien saine, habituez-vous à la rincer après chaque repas ; ne jetez dans l'eau avec laquelle vous la rincerez, qu'un désinfectant astringent approprié.

4

# Quelques petites recettes pour l'hygiène de la bouche.

❧

*Contre les aphtes*. — Lorsque les aphtes fiévreux vous gênent et vous font souffrir, préparez la petite solution suivante avec laquelle vous vous badigeonnez au pinceau les parties souffrantes :

Borax en poudre. . . . . . . . . . 15 grammes
Tanin . . . . . . . . . . . 12      —
Glycérine . . . . . . . . . . 70      —

Vous pouvez aussi appliquer sur les aphtes le mélange suivant excellent :

Sucre en poudre.
Jus de citron.

Encore fort recommandable, cette autre préparation :

Biborax . . . . . . . . . . . 20 grammes
Teinture de myrrhe. . . . . . . 20      —
Sirop de mûres . . . . . . . . 100      —

*Pour le gonflement et l'irritation des gencives :*

Jus de citron . . . . . . . . . 16 grammes
Girofle en poudre . . . . . . . 20      —
Cochléaria. . . . . . . . . . 200      —
Alcool à 90° . . . . . . . . . 90      —

Autre :

Cochléaria. . . . . . . . . . 25 grammes
Hydrate de chloral . . . . . . . 15      —

Employez pour les badigeonnages un pinceau ou, plus hygiéniquement, une boulette d'ouate hydrophile enroulée autour d'une allumette ou d'un cure-dent.

# Comment parfumer et purifier l'haleine.

❧

Il arrive que, à la suite d'une contrariété, d'une émotion, d'une fatigue, une fièvre insensible se manifeste en nous par un petit signe, ennuyeux, gênant : notre haleine perd sa suavité.

Cet inconvénient survient aussi à la suite de l'ingestion d'aliments épicés, aillés ou de sauces à l'oignon.

Voici pour obvier à ce petit ennui deux recettes bien simples et à la portée de tous et de toutes :

| | |
|---|---|
| Chocolat ou café. . . . . . . . | 90 grammes |
| Charbon en poudre. . . . . . . | 30 — |
| Sucre en poudre. . . . . . . . | 30 — |
| Vanille en poudre . . . . . . . | 8 — |

(On peut aussi employer du sucre vanillé tout préparé chez les épiciers, 40 grammes.)

Mélanger, puis ajouter un sirop de gomme très épais, diviser en pastilles, mettre au four doux puis laisser sécher à froid.

Prendre 6 de ces pastilles par jour.

*Autre recette :*

| | |
|---|---|
| Charbon en poudre. . . . . . . | 500 grammes |
| Magnésie calcinée . . . . . . . | 125 — |
| Chlorure de sodium. . . . . . . | 50 — |
| Quinquina en poudre . . . . . . | 50 — |

Mélanger et ajouter un sirop de réglisse très épais. Diviser en pastilles. En prendre 3 à 6 par jour.

Ces pastilles ont un autre avantage : elles sont excellentes pour la digestion.

## Gargarismes contre l'odeur de fièvre.

❧

Voici de quoi donner à votre haleine la pureté, la suavité de la santé lorsque vous êtes malades et que la fièvre méchante s'abat sournoise et victorieuse sur votre faiblesse. C'est un gargarisme simple et qui vous donnera une sensation apaisée et agréable de fraîcheur.

| | |
|---|---|
| Eau-de-vie camphrée . . . . . . | 10 grammes |
| Alcoolat de menthe . . . . . . . | 15 gouttes |
| Essence de thym . . . . . . . . | 15 — |
| Eau-de-vie blanche . . . . . . . | 100 grammes |
| Vanille en poudre . . . . . . . | 15 — |

Laisser infuser.

Employer ce mélange dans la proportion de une bonne cuillerée à bouche pour un verre ordinaire d'eau bouillie tiède. Employer plusieurs fois dans la journée.

Si vous n'avez pas la patience de faire ou faire faire ce gargarisme, il vous sera toujours loisible de vous rafraîchir la bouche en croquant des pastilles faites de :

| | |
|---|---|
| Poudre de cacao . . . . . . . . | 50 grammes |
| Sucre en poudre . . . . . . . . | 15 — |
| Charbon . . . . . . . . . . | 2 — |
| Poudre de feuilles de roses . . . . | 2 — |

Le tout lié en un sirop de gomme épais.

Puis vous ferez des lavages fréquents avec de l'eau aromatisée de menthe ou d'anis.

# Maux de dents et remèdes.

✤

Mal méchant et que personne ne plaint, dont on rit, même lorsqu'on l'ignore. Et si ce n'était encore que cela, mais le mal de dent qui fait atrocement souffrir, défigure aussi bien souvent lorsqu'il cause des fluxions.

Pour éviter de souffrir des dents, nettoyez-les bien souvent et en toute conscience, évitez de boire trop chaud ou trop froid afin de ne point faire éclater l'émail, car une fois l'émail enlevé, la dent se carie avec une grande facilité.

Quand le mal est arrivé, lorsque vos dents sont cariées, trouées, ne laissez point le trou libre, allez chez un dentiste faire plomber ou cimenter la dent malade et en attendant, si vous ne pouvez de suite vous rendre chez un praticien, faites-vous-même un ciment avec :

| | |
|---|---|
| Alun . . . . . . . . . . | 20 grammes |
| Gomme arabique. . . . . . . | 20 — |
| Éther . . . . . . . . . . | 4 — |
| Eau (une petite quantité pour lier). | |

Faites une pâte épaisse et remplissez le trou et l'intervalle qui sépare la dent des autres.

Voici pour calmer les douleurs dues à la carie des dents :

| | |
|---|---|
| Alcool camphré . . . . . . | 3 grammes |
| Cocaïne . . . . . . . . . | 0 gr. 50 |
| Opium . . . . . . . . . | 0 gr. 05 |
| Glycérine . . . . . . . . | 10 — |

imbibez un petit tampon d'ouate et introduisez dans la dent malade, renouvelez 3 ou 4 fois par jour.

Mettez dans l'oreille un tampon d'ouate imbibé de quelques gouttes de laudanum.

4.

# Contre les fluxions.

❦

Voici un petit remède bien simple à faire lorsqu'une fluxion sera venue par suite d'un méchant et violent mal de dents, par suite d'un intempestif courant d'air ou d'un refroidissement enlaidir votre joue :

Prenez une gousse d'ail, enlevez-en la peau puis la dernière peau fine, pressez-la entre vos doigts, formez-en une sorte de pelote ou de bouchon, mettez cela dans votre oreille du côté où est la fluxion. Enveloppez-vous soigneusement la tête et demeurez ainsi toute une nuit ou tout un jour.

D'abord vous éprouverez une gêne, une brûlure, un tiraillement, mais peu à peu cet inconvénient cessera et fera place à une aimable sensation de fraîcheur; au bout de la nuit ou du jour, la guérison sera totale, enflure et douleur auront disparu.

Voici un autre remède.

Dès que vous vous apercevez que votre joue enfle, prenez sur votre doigt de l'eau sédative ou une bonne eau de toilette ou même plus simplement de l'eau de Cologne ou de l'eau salée, appuyez bien fort votre doigt sur la portion de la gencive qui est le siège de la douleur. Gargarisez-vous ensuite avec de l'eau la plus chaude que vous pourrez supporter.

On tient aussi dans la bouche une cuiller en étain pour permettre de saliver, ce qui soulage énormément.

Enfin pour faire disparaître l'enflure enlaidissante, prendre une ample fumigation avec un mélange de laurier, thym, sauge, menthe ou en leur défaut verser dans l'eau bouillante une bonne eau-de-vie de lavande.

# Les oreilles.

❦

Les oreilles apportent au visage un ornement gracieux et délicat si elles sont jolies, un élément agréable lorsqu'elles sont fines et harmonieuses et accompagnent le contour de la figure.

Rien pourtant n'est plus enlaidissant que de disgracieuses oreilles. Il en est de trop larges, trop plates, trop pâles, d'écartées de la tête, de mal roulées. Si vous avez de vilaines oreilles, adoptez une coiffure seyante à votre visage et qui, adroitement, les dissimule, ne laissez dépasser que le bout où est attachée la boucle d'oreille et ce petit morceau de chair percé d'un bijou, fardez-le gentiment de rose carmin afin de le rendre affriolant et fort joli.

Si vos oreilles sont jolies, montrez-les et sachez les farder avec art pour en faire de jolies choses précieuses : conques de roses coquillages aux transparences perlées ou pétales de fleurs délicates, ne les chargez pas de trop lourdes boucles, plus le bijou est discret, fine perle, petit diamant, pierre précieuse de teinte assortie à la chevelure, plus l'oreille est esthétique ; d'ailleurs le bijou trop somptueux, trop lourd déforme l'oreille et on en a même vu la fendre.

Mais l'oreille ne doit pas être seulement jolie, ornée délicatement : elle doit être bien soignée extérieurement et intérieurement. Faites bien attention au curage de l'oreille, choisissez pour cela un tampon d'ouate imbibé de très peu d'huile d'amandes douces, tiédie. Séchez ensuite avec un tampon sec.

Si vous avez des bourdonnements d'oreille, essayez de les faire disparaître en introduisant dans l'oreille quelques gouttes tièdes de glycérine phéniquée. Si les bourdonnements persistent, n'hésitez pas à vous faire visiter l'oreille, peut-être y a-t-il un petit bouchon de cérumen.

# Quelques recettes de beauté.

❧

Comment le jus des fruits est salutaire au visage.

Il est une chose que vous ignorez sans doute, mes chères lectrices, et que pourtant vous serez très heureuses de connaître, c'est que dame nature a donné aux modestes fruits qui ornent vos corbeilles le pouvoir de vous rendre jolies. Chaque mois donc apporte avec lui son pouvoir embellissant, écoutez plutôt.

*Le jus d'orange* mélangé à l'eau de Cologne étendue de son tiers d'eau bouillie, donne une lotion qui blanchit et adoucit la peau.

*Avec la banane* on fait une eau contre les rides, et voici comme : on met macérer durant huit jours des bananes bien mûres et coupées en rondelles, — environ cinq ou six fruits, — dans un demi-litre d'alcool léger ; on y ajoute en eau bouillie ce qui est allé d'alcool dans le fruit, c'est-à-dire que, au bout de huit jours de macération, l'alcool ayant baissé, on rétablit le nouveau avec de l'eau bouillie.

Ensuite, on laisse reposer quelques jours encore, puis on filtre. Cette eau de beauté se conserve indéfiniment ; on en fait des lotions, le soir en se couchant.

*La fraise* écrasée donne un jus qui est salutaire pour guérir les dartres, les rougeurs, elle donne un teint très frais et très pur.

*La pomme et la poire* jetées coupées en tranches dans l'eau bouillante fournissent une eau de Jouvence très véritable.

*Le raisin* écrasé sur la figure guérit les boutons et rend la peau douce comme du satin, son acidité corrige également les rides.

*La peau de la figue* est salutaire contre toutes les irritations du visage.

# Secours de nos amies les fleurs.

❦

*La rose*, cette fière reine, daigne nous donner tout le sang de son cœur ; l'eau de roses, dont je vous ai indiqué la préparation en un lointain chapitre, est la base de toutes les lotions de beauté.

*La violette*, cette modeste, et la lavande donnent tout leur suc pour rendre à notre teint la jeunesse et la fraîcheur.

*L'iris* ne nous fournit-il point un lait sans pareil pour donner à votre chair le velouté et l'éclat des ailes d'un papillon blanc !

*Et le lys*, cette pureté, ne fournit-il point l'eau qui guérit les blessures et donne à l'œil un vif éclat ?

*Le géranium* rouge nous donne un fin carmin avec lequel les chimistes adroits préparent un rouge sans pareil pour donner au visage un éclat très naturel d'une exquise délicatesse.

D'autres plantes, plus humbles, concourent, elles aussi, à nous embellir.

*Le cerfeuil, le persil* bouillis durant un quart d'heure fournissent un liquide très salutaire au teint et qui guérit taches de rousseur et tous défauts de l'épiderme.

*La feuille de noyer* donne une eau précieuse pour la cernure des yeux.

*La feuille de lierre* appliquée fraîche sur les rides les efface. Les femmes avisées appliquent de jeunes feuilles de lierre au coin de leurs yeux, à l'endroit de la patte d'oie, ces gentilles feuilles atténuent peu à peu les griffes méchantes posées par l'âge.

La feuille de menthe, enfin, écrasée sur une piqûre d'insecte en fait disparaître la trace disgracieuse.

# Comment on prépare une fumigation embellissante.

ॐ

Rien ne vaut, pour la beauté du visage, un parfait nettoyage
Or le vrai nettoyage ne s'obtient pas seulement en lavan
l'épiderme à l'eau tiède, en y mêlant un bon savon et en finis
sant par une friction alcoolisée. Non, on fait disparaître biei
nettement la poussière du visage par l'exposition de ce dernie
à la vapeur. Un bain de vapeur pour le visage, voilà le moye?
d'être parfaitement belle et de conserver longtemps sa beauté
Ce bain se nommera : une fumigation, et voici comment vou
le composerez : vous mettrez dans une cuvette profonde e
petite les produits suivants :

| | |
|---|---|
| Feuilles de menthe | 5o grammes |
| Pétales de roses | 20      — |
| Fleurs de violettes | 10      — |
| Fleurs de sureau | 15      — |
| Jus de citron | une cuillerée |
| Eau de cologne | une cuillerée |
| Teinture de benjoin | XX gouttes. |

Sur tout ceci vous verserez deux litres d'eau bouillante.

Quand la vapeur sera devenue une chaleur supportable
soyez prudente, ne vous brûlez pas, ayez soin de bien vérifie
la température avant de procéder à l'exercice qui suit, — quan
la chaleur sera devenue raisonnable, vous mettrez autour de l
cuvette un cornet de fort papier blanc dont l'ouverture supi
rieure aura juste la dimension de votre visage du menton à l
racine des cheveux du front.

Vous exposerez votre visage au-dessus dudit cornet et vou
resterez ainsi sept à dix minutes et plus. Ensuite, vous verre
quelle beauté aura votre teint.

# Les sept conseils de la fée Fantasque.

❧

La fée Fantasque, bien que son nom ne plaide point en sa
[fa]veur, était une bonne fée pour les coquettes, elle aimait la
[b]eauté et voici quels conseils elle lui donna pour conserver
[to]ujours sa séduction et enchaîner à ses charmes pervers le
[d]ieu amour, Cupidon en personne.

*I*er *conseil.* — Ce qui est précieux en toi, c'est ton œil.
[N']ouvre la paupière que neuf heures après que Phébus est
[le]vé. Au réveil, crains ses feux dévorants.

*2*e *conseil.* — Ce qui retient à toi l'amour, c'est ta bouche;
[co]nserve-la petite et rondé de la forme des ris et pour cela
[q]uand tu n'as rien à faire prononce ces trois mots qui embel-
[l]issent tes lèvres : pêche, prune, pomme.

*3*e *conseil.* — Garde-toi de la barbe au menton.

*4*e *conseil.* — Jamais ne fronce le sourcil ni le front, même
[da]ns ta plus noire colère.

*5*e *conseil.* — Ne laisse jamais errer ton doigt indiscret à ton
[ne]z qui changerait de forme, à ton œil qui pleurerait.

*6*e *conseil.* — Si ton oreille est mignonne montre-la à ton
[am]ant, si tu sais qu'elle lui plaît.

*7*e *conseil.* — Ce que tu as de plus beau en toi : c'est ta jeu-
[ne]sse, sache la garder. Demande conseil aux fleurs pour avoir
[un] teint pareil au leur et ne méprise ni leurs conseils ni leur
[se]cours car les fleurettes seront tes sœurs d'amour en paradis

Ces conseils de la fée Fantasque, je vous les expose, mes
[trè]s chères lectrices, ils sont plaisants et quelques-uns ne sont
[po]int dénués de sens et d'intérêt et vous pourrez peut-être en
[tir]er profit.

# Les bonnes tisanes pour la beauté.

❧

Dans un bon vieux livre, intitulé : *Pour qui veult estre beau et bien*, j'ai trouvé une liste des tisanes que doivent prendre les femmes, à tous les âges, pour conserver leur beauté; et cette liste, je vous la présente en vous conseillant d'y prêter une attention très véritable car, pour rester séduisantes, il ne suffit point de soigner fidèlement, patiemment, intelligemment son extérieur, il faut encore songer à l'intérieur du corps : au sang qui coule dans les veines et donne dans la peau sa tonalité saine ou terne, selon sa force et sa santé.

Voici donc les conseils de mon grimoire :

« A quinze ans, une fille doit chaque mois boire *l'armoise* afin que son sang prenne place et que sa joue demeure fraîche et égale en couleurs.

« A vingt ans, la femme boira au soir le tilleul et au matin la camomille afin que son visage garde souplesse et beauté; elle aimera le jour la pensée sauvage.

« A trente ans, la femme aimera l'amère feuille de frêne.

« A quarante, la feuille de vigne rouge.

« A cinquante, boira le jus de l'eau d'écorce et de feuilles de chêne qui gardera à son visage l'éclat de ses jeunes ans. »

Je vous conseille d'écouter ces doctes conseils. Autrefois, les femmes ne possédaient point, comme nous, les moyens de s'embellir, et pourtant, il y a dans l'histoire des figures de belles qui le demeurèrent éternellement. Je crois que ces adroites personnes ne se contentaient point d'onguents et que les tisanes les plus amères étaient leur grand secret de fraîcheur et leur véritable eau de Jouvence.

# NOTRE CHEVELURE

❧

C'est la vraie parure de la femme, cette toison soyeuse et souple dont elle est si fière et qui fait valoir la fraîcheur de son épiderme, la profondeur de son regard.

*Tes cheveux herbe fine qui glisse entre mes doigts, douce-ment, ainsi qu'une tiède caresse de velours fluide.*

Les cheveux sont la poésie du visage, ils l'entourent d'ombre ou de soleil, de mystère ou de clarté selon qu'ils sont sombres ou étincelants. Soie fine et mousseuse des frisures, moire des ondulations, rigidité des lisses coiffures, on ne conçoit pas de beauté sans chevelure. Entourez le plus joli visage d'une coiffe stricte dissimulant les cheveux et vous n'aurez plus de charme, mais au contraire, posez sur une quelconque figure l'ensoleille-ment d'une souple chevelure, vous créerez de la beauté.

Toute la femme est dans cette parure voluptueuse aux reflets pleins de richesse et de mystère. Les cheveux ont une séduction puissante autant que de jolis yeux et une bouche fraîche, autant qu'un beau sein gonflé ou une svelte taille pliante. Une suggestion amoureuse, une électricité puissante glissent de cet écheveau soyeux et tiède d'une douce vie ténébreuse.

Il n'est pas de plus grand souci pour une coquette que la pénurie de la chevelure, il n'est pas de richesse plus appréciable qu'une royale chevelure d'or ou d'ébène, ou du ton de la châtaigne mûre. Parure merveilleuse dont la contemplation est le secret amoureux. Le regard, le sourire, la beauté du visage, la majesté de la taille, l'harmonie du corps s'offrent à tous les regards, plus discrètement la chevelure se laisse deviner sans se révéler; et c'est dans l'intimité seulement, pour le seul regard de celui qu'on aime, que la chevelure déroulée, en cascade soyeuse et parfumée où joue la lumière, se révèle dans toute sa splendeur et son charme puissant. Sur la dentelle du peignoir léger, sur la blancheur des oreillers, sur la soie pâle de la courtepointe, la chevelure paresseuse et voluptueuse glisse et joue.

La femme ainsi parée est une nouvelle créature que nul ne sait; elle est autre et combien plus séduisante et grisante. Une jeunesse, une fraîcheur, une fragilité, une puérilité délicieuse émanent d'elle. Lui seul connaît ainsi l'aimée entourée du royal manteau de ses cheveux épars sous le voile desquels sa chair fine semble plus douce, plus transparente, plus lumineuse.

Si belle que soit une femme, si douce que l'ait faite la nature, si elle l'a dépourvue de beaux cheveux, c'est une œuvre imparfaite, un chef-d'œuvre gâché. Au contraire, si injuste, si parcimonieuse s'est-elle montrée en charmes pour une autre créature, si, généreusement elle l'a dotée d'une jolie chevelure, c'est une compensation complète qu'elle a versé sur la laideur et la disgrâce, un voile d'illusion brillant qu'elle a négligeamment jeté, en un geste superbe de vraie bonté. La chevelure fait oublier les imperfections physiques, elle est, à elle seule, une splendeur qui vaut toutes les formes de la beauté.

Qu'ils sont jolis les cheveux, en leur diversité!

Le blond cendré, apanage des blondes délicates aux yeux gris, aux longs cils sombres, dit douceur et volupté.

Le blond roux éclairé d'yeux verts décèle un tempérament riche mais cruel et curieux.

Les cheveux sombres couleur de nuit et qui s'accompagnent de grands yeux noirs sont le privilège des amoureuses éperdues, sentimentales, profondes aux jalousies grondantes et pleines d'imprécis.

Les cheveux bruns qui gardent en leur richesse tout le soleil des blondeurs, tout le mystère des ombres sont les cheveux les plus beaux, leur nuance indéfinie se varie selon les heures et l'éclairage, ils forment au visage un casque changeant dont les teintes se jouent agréablement sur les physionomies les plus diverses.

Les yeux qu'ils accompagnent sont variables comme eux ; ils vont du noir d'encre au bleu le plus pur en passant par la richesse des mauves de fleur, des gris de perle, des verts de mer, des bruns d'or fauve.

Les cheveux roux, si rares, sont des merveilles faites, semble-t-il, de tout l'or des couchants et des aurores. Le regard des rousses est sombre comme la forêt, clair comme la source, glauque comme l'onde amère.

Brunes, blondes, châtaines ou rousses, toutes sont la femme douce, voluptueuse, souveraine. Les cheveux sont sa parure impériale faite de soie vivante et chaude.

*La caresse en est douce et fraîche, et la volupté qu'ils recèlent donne au cœur passionné d'inassouvissables désirs.*

Puisqu'ils sont si précieux, nos cheveux, puisqu'ils constituent à eux seuls une richesse si colossale, veillons sur ce trésor, aimons-les et veillons sur leur fragilité et leur beauté de tous nos efforts vigilants de coquettes aimables et aimées.

« Beaux cheveux », est-ce que cela veut dire « très longs, abondants cheveux » ? Que non. Les cheveux courts peuvent être une jolie parure. Ce qu'il faut, c'est l'éclat, la souplesse, le volume.

Nous allons ensemble voir à cultiver soigneusement, habilement cette partie de notre beauté.

# Soins généraux de la chevelure.

⤳⤳

Le matin, au saut du lit, dénouez vos cheveux, secouez-les, laissez-les flottants sur votre peignoir, c'est le moment où votre chevelure « respire ».

Au moment de vos ablutions relevez les cheveux sur la tête, en masse bien solide, veillez à ce que l'eau ne les atteigne point. L'eau qui journellement toucherait à vos cheveux finirait par les anémier et les décolorer, évitez aussi que crèmes, vinaigres, laits de toilette, fards touchent à vos cheveux, cela leur est malsain.

Pour démêler vos cheveux, séparez-les en deux parties par une raie tracée avec le peigne du front à la nuque, puis après les avoir bien secoués, brossez-les vigoureusement avec une brosse que vous aurez habilement choisie bien résistante, sans rudesse. S'ils sont très emmêlés, ayez la patience de les séparer par mèches et de brosser doucement chaque mèche séparée.

Seulement quand la brosse glissera sans s'arrêter jusqu'à l'extrémité de vos cheveux, vous prendrez le peigne. Vous aurez deux sortes de peignes :

1º Un « râteau » aux dents épaisses et larges pour finir de démêler, sans les casser, les cheveux.

2º Un « démêloir » ordinaire pour peigner, lisser, coiffer les cheveux.

Avant de procéder à la coiffure, vous pourrez à nouveau brosser lentement et en appuyant bien les soies de la brosse sur le cuir chevelu, ainsi vous détacherez les pellicules et enleverez ce qui peut être demeuré de poussière.

Chaque soir dénouez vos cheveux et brossez-les durant au moins vingt minutes. Ne mettez que très rarement de la brillantine ou des pommades qui graissent et collent.

## Comment se coiffer pour la nuit.

❧

Le soir, dénouez vos cheveux, enlevez peignes et épingles, secouez-les bien, laissez-les flottants sur vos épaules durant un quart d'heure au moins, ils « respireront » ainsi qu'ils ont fait le matin.

Ensuite, pour procéder à vos ablutions nocturnes, retroussez solidement votre chevelure, garantissez-la de l'eau.

Vos ablutions terminées, étalez votre chevelure, séparez-la comme le matin, démêlez-la avec soin et patience, puis brossez durant vingt minutes chaque côté de la tête.

Pour dormir ne laissez point vos cheveux libres, ils s'embrouillent, se mêlent, se nouent, se cassent et vous les perdriez rapidement.

N'usez pas des bigoudis ni des épingles à onduler, surtout autour du visage, ils fatiguent les cheveux, les tirent, les font tomber ; beaucoup de femmes voient leurs cheveux tomber aux tempes et au front sans se rendre compte que le mal vient de leur habitude des bigoudis et des épingles. — De plus, mes chères lectrices, bigoudis et épingles sont d'aspect peu séduisant.

Ne parfumez pas vos cheveux pour la nuit, vous irriteriez le cuir chevelu.

Nattez vos cheveux, arrangez-les en coiffure harmonieuse qui ne compromette point leur liberté, leur hygiène et leur vitalité, nattez-les peu serrés, ornez-les de jolis rubans de séduisante teinte bien assortie à leur couleur et à votre physionomie. Ne les attachez pas avec un cordon, ce qui est laid, ni avec de la laine, ce qui les ronge ; ne les serrez pas, ne les graissez pas, ne mettez point le soir de lotions, car l'humidité qui en résulterait serait très nuisible à la santé des cheveux et au maintien de leur beauté.

## Autres petits conseils.

❧

Ne frisez jamais vos cheveux au fer. Pour cette même rai-son, apprenez à vous coiffer vous-même sans avoir besoin du secours de l'artiste capillaire qui, lui, constitue les frisures en se servant uniquement du fer à friser. Il vous a été facile de remarquer, dans cet ordre d'idée, que vos amies qui ont l'ha-bitude d'avoir recours au coiffeur ont peu de cheveux, que ces cheveux sont abîmés et qu'elles doivent employer des artifices pour demeurer séduisantes malgré tout.

N'employez pas le peigne fin, dénommé peu élégamment « peigne à décrasser », il arrache les cheveux et il cause les pellicules.

N'employez pas les peignes en métal, surtout les peignes en fer qui abîment les cheveux et les peignes en plomb qui les salissent.

Employez le démêloir en écaille en ivoire, ou en corne; les démêloirs en celluloïd électrisent les cheveux, les chauffent, les anémient et les rendent cassants.

Nettoyez souvent démêloirs et brosses afin que vos cheveux demeurent propres.

Ne demeurez pas dans les endroits où l'on fume, rien n'abîme les cheveux et ne ternit leur nuance comme la fumée du tabac.

Lorsque vous allez en voyage, lorsque vous faites de la bi-cyclette ou de l'auto, garantissez bien vos cheveux de l'ardeur du soleil, la lumière solaire les décolore, les anémie, les rend secs et malades.

Garantissez également vos cheveux de la poussière et de l'humidité,

Ne portez pas des coiffures mal aérées, compliquées et lourdes.

# Comment friser les cheveux.

❧

Les cheveux frisés donnent au visage un aspect plus jeune, plus mutin, plus flou, plus harmonieux, ils donnent un air de gaîté, de légèreté qui a beaucoup de charme, ils rendent seyantes, coquettes les plus difficiles, les plus simples coiffures.

Tous les cheveux ne sont pas frisés, faites aussi attention à ceci : les frisures ne vont pas à tout le monde. Si les frisures vous sont seyantes, comment ferez-vous pour donner à vos cheveux ce joli tour léger et frivole sans le secours du fer ni des épingles, ni des odieux bigoudis ?

Séparez chaque soir vos cheveux en mèches que vous démê-lerez et brosserez soigneusement, puis enroulez ces mèches sur un ruban dont la couleur vous plaira et siera parfaitement à votre teint. Faites avec ces mèches et ces rubans une jolie et commode coiffure de nuit.

Le matin, après votre toilette vous déferez les petits rouleaux et vos cheveux seront frisés sans l'atteinte pernicieuse du fer chaud, sans l'enlaidissement des épingles ou du cuir des bi-goudis.

Si vos cheveux frisent difficilement parce qu'ils sont gras, enduisez-les d'alcool, s'ils frisent trop et d'une façon inélégante parce qu'ils sont trop secs, enduisez-les légèrement de vase-line pilocarpinée.

La lotion suivante favorise harmonieusement les frisures et surtout les belles ondulations :

> Gomme arabique. . . . . . . . 100 grammes
> Eau de Borax . . . . . . . . 160      —

L'eau légèrement sucrée, la bière tiède favorisent rapide-ment les frisures.

# Pour rendre les cheveux souples.

❧

Rien n'est joli comme de souples cheveux, entourant harmonieusement le visage, prenant sous le peigne et sous le doigt qui les travaille, les formes les plus jolies, faisant valoir les teintes et la finesse soyeuse.

La poudre d'iris qu'on parsème sur le cuir chevelu le soir après la toilette, donne aux cheveux du bouffant. Il faut cependant avoir bien soin de faire méticuleusement disparaître toute la poudre le lendemain matin, avec la brosse,

On rend aussi les cheveux flous en les lavant à l'eau sédative très étendue d'eau ou simplement même à l'ammoniaque liquide étendu de dix à vingt fois son volume d'eau.

Enfin on peut les laver avec de l'eau où seront dissous des cristaux de soude, mais comme ce procédé les rend cassants et secs on les frictionnera après les avoir laissé sécher bien complètement avec le mélange suivant :

Huile de ricin
Quinquina.
Rhum.

On écartera les cheveux, puis avec un tampon d'ouate on frictionnera doucement le cuir chevelu sans trop mouiller, car les cheveux deviendraient alors gras et crasseux et saliraient coiffes de chapeaux et oreiller.

On dit aussi qu'en frottant les cheveux à l'éther, en procédant avec l'éther comme avec le mélange précédent (tampon d'ouate), les cheveux deviennent très vaporeux. Je crois cela, mais le moyen est des plus dangereux, car il faut se souvenir combien l'éther est inflammable même à de grandes distances des foyers de lumière et de chaleur.

5.

# Pour nuancer les cheveux.

❦

Ce qui rend une chevelure jolie, c'est lorsqu'elle présente aux lumières des reflets que la moirent de nuances riches. Les chevelures brunes ont parfois ainsi de séduisants reflets roux et les cheveux bruns semblent retenir dans leur masse des ors fluides clairs et chauds, les blonds cheveux se cuivrent et moussent comme des rayons printaniers. Beaucoup de chevelures ont ces moirures naturelles, d'autres pourtant ont une teinte absolument uniforme qui donne à la physionomie un peu de fadeur, surtout si cette teinte est claire et s'accompagne de prunelles bleues et d'une peau pâle.

Toutes choses peuvent se modifier avec art.

Pour les brunes ou les rousses dont la teinte sera pauvre, voici comment donner aux cheveux de jolis reflets de bois précieux, je veux dire l'acajou :

Frottez le cuir chevelu avec une eau ainsi composée :

    Eau . . . . . . . . . . .    300 grammes
    Carbonate de potasse . . . . .    100    —

Faites sécher rapidement sans rincer.

Pour les blondes qui voudront avoir des reflets nuancés :

Frottez le cuir chevelu avec l'eau de camomille allemande ou avec de l'ammoniaque très étendue ou encore avec de l'eau sédative très étendue, laissez séchez sans rincer jamais.

L'eau de bois de Panama très forte fait aussi roussir et blondir la chevelure.

*Pour donner aux cheveux blancs la teinte de la neige :*

Voici comment vous ferez blanchir vos cheveux gris : lavez les deux ou trois fois par mois dans du bleu de lessive. Vous aurez bientôt une chevelure éblouissante, seyante et floue.

## Pour rendre les cheveux épais.

❦

On a souvent des cheveux d'une jolie teinte, d'une bonne longueur, d'une agréable souplesse, mais ils ont un défaut : ils ne sont pas assez épais et malgré toutes leurs qualités, les coiffures sont difficiles et ne tiennent guère.

La bonne manière d'épaissir les cheveux est de bien soigner le cuir chevelu, de le rendre robuste et productif comme une bonne terre, il faut ajouter à ce soin la surveillance de la bonne santé des cheveux existants.

Dès que vos cheveux sont « fourchus », c'est-à-dire se dédoublent, coupez-en quelques centimètres à l'extrémité puis brûlez cette extrémité.

En principe, épointez vos cheveux à chaque saison.

Faites, si vous aimez les lotions parfumées, le mélange suivant :

| | |
|---|---|
| Huile d'amandes douces . . . . . | 100 grammes |
| Alcool de rose. . . . . . . . | 25 — |
| Jaunes d'œufs. . . . . . . . | 20 — |

Ou bien :

| | |
|---|---|
| Huile d'amandes douces . . . . . | 100 grammes |
| Huile de muscade . . . . . . | 50 — |
| Essence de bergamote . . . . . | 20 — |

Ou bien :

| | |
|---|---|
| Alcoolat de citron . . . . . . | 15 grammes |
| Huile d'amandes douces . . . . | 50 — |
| Teinture de quinquina. . . . . | 15 — |

# Le lavage de la tête.

❧

Doit-on se laver la tête ? Les avis sont partagés. D'aucuns prétendent que les fréquents lavages de tête éclaircissent et appauvrissent la chevelure, d'autres disent que les lavages rares nuisent à la beauté des nuances.

Il faut se laver la tête régulièrement mais non point trop souvent, à moins que les conditions d'existence rendent cette fréquence nécessaire.

En principe on se lave la tête tous les trois mois, mais il faut faire, ou faire faire, une friction à l'eau de cologne une fois tous les mois et lotionner le cuir chevelu trois fois au moins par semaine. — Si vous faites un métier qui vous force à vivre dans la poussière, la fumée, il faut laver la tête tous les mois. On vend dans le commerce des shampoings tout préparés pour quelques sous on a un mélange enfermé dans un petit étui de gélatine, on jette le contenu de cet étui dans un litre d'eau très chaude, l'eau devient laiteuse, mousseuse et dégage une fraîche odeur citronnée ; c'est parfaitement commode et cela nettoie très bien. On rince ensuite à une eau claire tiède, on sèche avec des serviettes-éponges, on étale les cheveux sur les épaules recouvertes d'une grande serviette, lorsque les cheveux commencent à n'être plus trop humides on les brosse longuement avec la brosse bien nette et très propre. La chevelure devient souple et très brillante.

On peut fabriquer soi-même son shampoing en mélangeant :

Eau de panama . . . . . . . . . . . 1 litre
Savon. . . . . . . . . . . . . . 30 grammes.

On rétablit la circulation par une friction au rhum.

## Contre les pellicules et la chute des cheveux.

❧

Ce sont souvent les pellicules qui font tomber les cheveux, elles ont de plus le grave inconvénient de démanger affreusement et de rendre les cheveux gras et sales.

Pour guérir les pellicules, faites de fréquents lavages à l'eau sédative étendue d'eau, puis frictionnez le cuir chevelu avec de la pommade camphrée mélangée à du vieux rhum.

Vous pouvez aussi vous laver la tête à l'eau de saponaire chaude. La saponaire est une plante très commune que l'on trouve dans les fossés, au long des chemins ; on l'appelle encore « herbe au savon », « savonaire », « savon des fossés » ; elle a la propriété de rendre l'eau grasse et savonneuse, elle nettoie parfaitement.

L'eau de savonaire se fait en décoction : 60 grammes de plante pour un litre d'eau.

Après ces lavages il faut bien détacher les pellicules au fin peigne d'ivoire puis brosser longuement la tête à la brosse bien entrée dans les cheveux et mise en direct contact avec la peau.

Quand vos cheveux tombent sans qu'il y ait de pellicules, c'est qu'ils sont anémiés. Nourrissez-les par des applications fréquentes de moelle de bœuf, par des frictions au rhum mélangé à la vaseline ou à la pommade camphrée.

Voici de quoi guérir votre alopécie désolante :

| | |
|---|---|
| Eau de cologne . . . . . . . . | 100 grammes |
| Huile antique . . . . . . . . . | 15 — |
| Teinture de cantharides . . . . . | 8 — |
| Extrait de pilocarpine . . . . . . | 0 gr. 25. |

# Les postiches.

∽§∾

De tout temps, et surtout à présent, grâce aux modes actuelles, on a employé des postiches. Même avec une opulente chevelure, il est parfois nécessaire à une femme d'ajouter à la nature un peu de faux pour parfaire, pour harmoniser une coiffure, pour la rendre jolie, gracieuse avec une seyante allure de « mode ».

Il est faux de dire que les postiches abîment les autres cheveux, c'est le contraire, ils les préservent car ils nous empêchent de les martyriser avec les frisures, les torsions, les épingles, les peignes. Les transformations qui sont des coiffures toutes faites que l'on trouve chez les coiffeurs et dans les grands magasins, suivant très sincèrement les modes, nous permettent de donner à nos cheveux la pose la moins fatigante, la plus simple, sur eux on glisse la transformation et on est coiffée, jolie, « chic ».

Les « toupets », les « nattes » les « fronts », « les chichis », sont des accessoires très appréciables de la coiffure et qui nous rendent toujours élégantes et donnent un aspect soigné et coquet que nous ne devons pas dédaigner. Sachez assortir les postiches à vos vrais cheveux, sachez aussi en faire une harmonieuse et invisible union.

A l'heure actuelle on porte le faux bravement, il est même devenu indispensable, personne n'en rougit et nul ne le blâme, on est d'ailleurs arrivé à un art véritable de la coiffure. Un conseil cependant : mettez le prix à ces petits accessoires, choisissez-les au surplus bien montés de façon légère. Soignez-les ensuite, brossez-les, mettez-y de bonne brillantine, conservez-en bien les ondulations et les frisures, ne les laissez pas se démoder, faites-les transformer dès que la mode change.

# La coiffure.

❧

Il faut se coiffer selon son âge, sa taille, son teint, la forme de son visage.

Une femme adroite peut, tout en suivant la mode, conserver pour elle un grand cachet d'originalité et d'harmonie.

Souvenez-vous de ceci :

La coiffure haute sied aux femmes de taille moyenne, un peu fortes.

La coiffure plate est très agréable chez les femmes d'allure jeune et de taille élancée.

Les boucles forment l'ornement d'un visage gai, bien portant, jeune, de teint clair, avec un embonpoint gracieux et modéré.

Les bandeaux sont l'accompagnement harmonieux des visages à teint mat, à traits réguliers un peu forts.

La coiffure bouffante s'accorde aux traits ordinaires, surtout aux traits fins qu'ils encadrent avec beaucoup d'à-propos et de grâce.

Ne portez des ornements : boucles, guiches, chiens, mèches ondulées, sur le front que si celui-ci est bien dégagé, d'un dessin pur, d'une belle pâleur mate, sans rides.

Les femmes jeunes pourront onduler leurs cheveux et les orner de postiches.

Les jeunes filles se garderont de ces artifices.

Les femmes âgées auront recours avec discrétion et raison à tous les artifices de coiffure seyants à leur âge.

Si vous avez de beaux cheveux, soyez-en fières et tirez-en adroitement parti, non en coiffeuse mais en artiste.

# Plusieurs recettes d'excellente brillantine.

⋙

Si vos cheveux sont ternes et cassants, vous mettrez pour les rendre brillants un peu de brillantine.

Je vous recommande de ne point abuser, car vous rendriez alors vos cheveux gras et lourds et vous auriez ensuite un mal infini à édifier une coiffure gracieuse.

Employez donc la brillantine de temps en temps seulement et de façon fort discrète.

Voici les recettes promises :

| | |
|---|---|
| Huile d'amandes douces . . . . . | 250 grammes |
| Essence de bergamote . . . . . . | 0 gr. 50 |
| Essence de jasmin . . . . . . . | 0 gr. 50 |

Autre :

| | |
|---|---|
| Huile d'orcanette. . . . . . . | 300 grammes |
| Essence de citron . . . . . . . | 0 gr. 50 |
| Essence de girofle . . . . . . . | 0 gr. 50 |

Autre :

| | | |
|---|---|---|
| Huile d'orcanette. . . . . . . | 250 | grammes |
| Huile de ricin . . . . . . . | 100 | — |
| Huile de néroli . . . . . . . | 100 | . . |
| Essence de rose . . . . . . . | 2 | |

Autre :

| | | |
|---|---|---|
| Huile de ricin. . . . . . . | 100 | grammes |
| Huile de roses. . . . . . . | 100 | — |
| Alcool . . . . . . . . . | 200 | — |
| Géranium rosat . . . . . . . | 2 | — |

Si vous voulez rendre ces brillantines cristallines ajoutez-y 200 à 300 grammes de blanc de baleine.

# Les teintures.

❧

Lorsqu'on est blonde ou brune ou rousse, ou châtaine, il ne faut pas varier la teinte des cheveux ; c'est une erreur que de blonde se transformer en brune, de rousse se transformer en blonde ; on s'enlaidit.

Ce qui est permis et seulement sage c'est de fondre une teinte mal équilibrée, c'est de remanier, mais sans changer de note.

Une rousse d'un roux trop violent et laid par exemple pourra donner à ses cheveux un ton plus foncé, plus sombre, plus chaud, plus riche. Une blonde fade pourra moirer sa fade blondeur de reflets fauves, une châtaine trop unie pourra blondir, corser, varier sa teinte.

Ce qui est aussi permis, c'est de retarder les ravages des ans, c'est de repousser le grisonnement, c'est de ne pas vouloir céder le pas à la déchéance, c'est de se défendre. Pour cette lutte soyez discrètes, n'abusez pas. Ne vous adressez qu'à des artistes experts en l'art de teindre et de rajeunir les cheveux.

En vous y prenant de bonne heure, cependant, dès que vous constaterez que le mal de la décoloration est en marche, vous pourrez vous défendre un long moment seules, vous-mêmes, sans le secours d'un tiers.

Pour brunir vos cheveux, que ce soit pour unifier la teinte comme dit plus haut ou pour dissimuler un peu de décoloration appliquez la lotion suivante :

| | | |
|---|---|---|
| Huile de néroli | 200 | grammes |
| Eau de roses | 100 | — |
| Acide pyrogallique | 100 | — |

Ou bien :

| | | |
|---|---|---|
| Sels de plomb | 50 | grammes |
| Eau de roses | 50 | — |
| Lessive de potasse | 250 | — |

# Remède contre les loupes du cuir chevelu.

❧

Ce n'est ni une infirmité, ni une chose dangereuse et cela ne fait pas souffrir, mais c'est gênant et parfois laid... Les femmes qui sont affligées de loupes ne peuvent pas facilement se coiffer ni suivre la mode, il faut combiner des arrangements de la chevelure et c'est énervant.

On parle bien de chirurgie mais cela fait un peu frissonner de penser au chloroforme, à la cocaïne, à l'éther et au bistouri, ensuite il y a les pansements. C'est vraiment toute une histoire, et en somme, comme ce n'est qu'un inconvénient sans danger, on garde ses loupes et on continue à déplorer sans cesse cette petite punition infligée par la Nature sévère à la coquetterie rieuse.

Mais comme ce livre est un confident et un aide pour les femmes, nous allons vous dire un moyen de faire disparaître les loupes sans chirurgie et presque sans que personne s'en aperçoive.

Mettez un demi-litre de vinaigre de vin dans un vase, jetez dedans six œufs frais, bouchez bien et laissez reposer 6 jours. Au bout de ce temps mélangez bien le tout en remuant avec une spatule de bois.

Après ce temps vous ferez des compresses humides avec ce mélange, ces compresses seront renouvelées au moins trois fois par jour. En peu de temps vos loupes fondront sous leur action. Ne vous inquiétez point d'un peu de suppuration, c'est ainsi que sans mal vos loupes se videront.

Essayez et si vous êtes satisfaites, ne gardez pas le secret pour vous, rendez service à d'autres affligées, le remède est simple et peu coûteux ; il ne faut pour l'appliquer qu'un peu de confiance et de patience.

## Comment nettoyer brosses et peignes.

❦

Il faut que les peignes et les brosses à cheveux soient toujours propres, autrement la chevelure demeure poussiéreuse et même des ustensiles sales peuvent amener la chute des cheveux ou, tout au moins, concourir à l'enlaidissement de cette parure du visage en les cassant, en les anémiant, en les graissant.

Les peignes et les brosses se salissent assez vite, il faut les nettoyer souvent. Ne nettoyez pas les peignes avec des aiguilles ou des épingles, vous faites des griffes dans la corne, l'ivoire, l'écaille ou le celluloïd, vous blessez, vous soulevez de petites parties du peigne et ensuite quand vous le passez dans la chevelure vous arrachez les pauvres cheveux en quantité.

Ne vous servez pas non plus d'eau de soude qui attaque et ternit la matière dont est faite le peigne et roussit et brûle la brosse. Ne vous servez pas d'eau oxygénée qui produit les mêmes effets, et, en plus, coûte cher.

Mettez simplement dans un litre et demi d'eau tiède deux verres d'ammoniaque liquide, jetez dans le mélange brosses et peignes et laissez un bon quart d'heure, ensuite, enlevez, secouez et rincez largement à l'eau pure tiède. Sans presque y toucher vous verrez peignes et brosses à l'état parfait de neuf. Mettez ensuite sécher au soleil, à l'air ou à la chaleur d'un fourneau. Faites ce nettoyage une fois tous les quinze jours et vous serez assurées d'une chevelure saine, souple et brillante. Ayez aussi une petite brosse à soies dures pour brosser vos peignes chaque jour après vous être coiffées, cela évitera l'amas de poussières.

Pour blanchir les soies de vos brosses, exposez-les à la vapeur de soufre.

# NOTRE CORPS

❧

« Pour faire le corps de la femme, Dieu prit au lys sa blancheur neigeuse, à la rose sa couleur d'aurore, de-ci de-là il mit un rayon de soleil, des pierres précieuses, de la soie, du velours ; ayant ainsi créé une fleur merveilleuse il s'étonna, il eut peur ; dans son trouble il prononça les paroles mystérieuses qui donnaient la parole et la vie, et soudain la fleur superbe s'anima et fut une créature... »

Ainsi nous devions être une fleur, la plus belle de toutes puisque pour nous créer Dieu avait pris, parmi les trésors de la nature, les parcelles les plus somptueuses, les plus brillantes : la chair tendre des reines fleurs, l'or des astres, le sang des joyaux, la douceur des précieuses étoffes.

Croyons à cette fable gracieuse et jolie, elle sied à notre imagination amoureuse de l'irréel et du merveilleux.

Un corps de femme... Est-il rien de plus beau, de plus noble, de plus doux ? Fait de courbes harmonieuses, de palpitantes rondeurs, de mystérieux nids, recouvert d'une enveloppe de satin lisse et pur, animé de souples et lascifs mouvements, ce beau corps est tout un vibrant et enivrant poème amoureux. Il est le temple du bonheur et de l'extase.

Le chérissons-nous assez, ce corps ? Avons-nous pour lui le culte de la reconnaissance qu'il mérite ? Sommes-nous animés du souci de sa vitalité, de sa beauté, de sa conservation immuable à travers la vie ? Je ne sais guère.

Je crois que certaines sont ingrates et d'autres indifférentes, négligentes envers elles-mêmes.

Notre devoir est de nous aimer, de nous chérir très personnellement. Pour rester belle il faut reconnaître qu'on l'est. Jamais vous n'admirerez trop votre corps, jamais vous ne le contemplerez assez, jamais vous ne perdrez assez de minutes à en deviner les beautés et les charmes, car c'est ainsi que vous apprendrez à le connaître et à le conserver.

Je ne sais rien de plus vraiment humain et beau que ce geste de femme qui, nue, devant un haut miroir, toute caressée de rayons lumineux décelant tous les secrets, contemple attentive, sérieuse, comme elle contemplerait une œuvre rare, ce corps tout vivant, jeune et chaud, bien à elle. Elle bombe le torse, jette en avant ses seins fiers qui s'érigent, elle cambre les reins, tend la jambe, creuse la taille, s'étudie, se juge, s'exerce, se plaît, s'aime. Sa bouche sérieuse murmure : « Je suis belle », et son esprit continue : « Je veux le demeurer. »

Cette femme est prêtresse d'elle-même et c'est une vraie femme entièrement convaincue de son personnel devoir. Ce corps qu'elle sait si intimement, elle en pratique le culte avec intelligence, patience et art ; je suis tranquille pour elle, les ans n'auront que peu d'action sur sa chair surveillée, soignée, équilibrée sagement, délicatement.

Je ne sais rien de plus triste, de plus ingrat que cette indifférence de la femme qui s'ignore, qui craint la révélation de sa nudité et l'arrêt de son attentif regard sur sa chair.

C'est une femme sans art et sans raison, semblable à ce possesseur d'une merveille et qui, indifférent ou aveugle, passerait devant elle sans émotion et sans arrêt.

La femme a dans son corps toutes les ressources de la séduction et tous les moyens de bonheur. C'est par lui que peut se prononcer sans folie et sans mensonge cet axiome : « Il n'y a pas de femmes laides. »

Le visage est une petite partie de nous-même, il n'a que les yeux, le nez; mais le corps, que de poésie il peut contenir et quelles passions il peut déchaîner ! Être laide, c'est, dit-on, avoir un disgracieux visage. Mais que nous fait ce visage si le corps est là harmonieux, évocateur de mystérieuses beautés et de douces ivresses ?

Combien de femmes ont inspiré d'ardentes passions sans que leur visage en soit la cause ! Ce n'est point au visage que va l'amour. Le baiser va aux lèvres mais l'étreinte va au corps, et l'étreinte n'est-ce point le bonheur même ?

Le visage n'est rien dans la volupté, le corps en est le temple. Petites mains de femmes, petits pieds, jambes fines et rondes, hanches pleine, taille pliantes, seins fiers, épaules et nuque et bras et cou blancs, vous êtes tout le corps émotif et séduisant, vous appelez à vous l'hommage et l'amour. Le visage est bien peu. Il est la façade de cette somptueuse demeure où l'on goûte d'infinies délices.

Ici, nous apprendrons à pratiquer, en prêtresses de beauté, le culte de notre corps, il sera notre dieu; jolies païennes, nous le servirons de tout notre amour, avec ferveur, avec plaisir.

Puisque dans notre vie de femmes, l'amour est le centre de toutes choses, provoquons l'amour. Les grâces et les agréments du corps sont nombreux, ils sont autant de pièges tendus au dieu enfant. Offrons à l'amour notre beauté, et pour le pouvoir soyons belles, ayons le désir d'être belles.

Ne vous dites pas : « Combien de temps resterai-je belle ? » Soyez-le. Possédez une secrète éloquence en votre corps.

· Aimez votre corps, ce sera l'affirmation de sa valeur de sa force, de son irrésistible penchant vers la séduction et l'infaillible conquête du bonheur. Ayez toujours le pressentiment de plaire, cette certitude rechauffante vous révélera à vous-même. Avez-vous remarqué que « vouloir c'est pouvoir » ? Votre corps vous donnera tous pouvoirs si vous voulez bien lui donner le droit d'être « désiré » en le faisant beau avec toute la force de votre volonté féminine sans cesse tournée vers l'amour.

· Ensemble, nous allons remuer les petits secrets, les mille moyens de plaire en toutes les parties de notre chair charmante avide de bonheur et remplie de poétiques songes et chimères.

Vous voici chez vous, en votre refuge, en votre *home* très personnel et intime, j'ai défini le cabinet de toilette. Vous voici comme, tout à l'heure, je vous devinais : bien seule en ce réduit clos et parfumé, le verrou est mis, les rideaux lourds voilent les fenêtres, le lustre voilé de rose éclaire doucement et nettement la pièce intime et coquette. Votre fine chemise est à terre et vous êtes attentive et debout devant votre grand miroir dont les trois faces vous montrent de face, de dos et de profil.

Votre examen est minutieux et grave, votre confident muet est inexorable, et, sans mentir, vous révèle tout de vous-même. Fiez-vous au miroir, interrogez-le souvent, c'est un conseiller précieux auquel vous devez avoir souvent recours, car c'est lui qui vous enseigne à vous défendre.

Jugez-vous sagement, sans parti pris ; ainsi que vous feriez pour une autre femme, soyez sévère.

# Les heures de la toilette.

❖

Faites votre toilette de bonne heure, même si vous voulez vous reposer encore ; rien ne vous empêchera ensuite de regagner le lit douillet encore tiède ou de paresser sur la chaise longue.

Prenez votre bain entre huit et neuf heures du matin ; si vous n'avez pas de salle de bain, ce sera le tub. Si ce ne sont ni bain, ni tub, se seront les lotions fraîches, puis la toilette du visage, des mains, des pieds, des cheveux, des dents, etc.

Pourquoi faut-il faire sa toilette régulièrement et de bonne heure ? Parce que c'est un principe d'équilibre pour la santé générale du corps.

Faites votre toilette au sortir du lit, mais après avoir aéré votre chambre et votre cabinet de toilette. L'air nouveau et pur revivifie délicieusement le matin.

Faites votre toilette le soir au moment de vous coucher, ce sera la même toilette que le matin, elle vous préparera à un bon sommeil. La toilette du soir doit être faite aussi régulièrement et quelle que soit la fatigue ou l'heure tardive. Le bain, la douche, les ablutions seront du plus hygiénique effet. Les cheveux et la bouche seront minutieusement soignés, ainsi que les pieds et les mains.

Outre ces deux principales toilettes journalières, vous aurez naturellement le devoir de procéder à autant de toilettes dans le courant du jour, que le besoin s'en fera sentir. Ce seront surtout les mains et le visage qui auront votre attention. Mais cela est une chose si instinctive et d'une telle fréquence et d'un tel naturel que nous ne nous y appesantirons pas plus longtemps.

# Comment procéder à la toilette.

❧

Au sortir du lit, vous passerez un ample peignoir, vous aérerez chambre et cabinet de toilette ; vos cheveux solidement attachés sur la tête, ce sera le moment du bain, du tub ou des ablutions générales à l'éponge et à l'eau froide.

Votre chemise passée, ce sera la toilette du visage, des oreilles, du cou et de la poitrine, hygiénique et simple toilette au savon et à l'eau légèrement chaude.

Ensuite ce seront les mains et les bras, puis les pieds et les jambes.

Cette toilette simple, à l'eau pure et au bon savon sans parfum, pourra être terminée par des frictions à une bonne eau de cologne, sauf pour le visage et les mains.

La toilette de la bouche et des yeux se fera à la suite et bien soigneusement ainsi que nous l'avons indiqué aux chapitres des yeux et de la bouche.

Les derniers moments seront employés pour la toilette intime dont nous parlerons particulièrement. Et là se termine le règne du cabinet de toilette. Ce sera l'heure exquise de l'habillement puis de la coiffure.

A ces soins matinaux, une femme experte ne devra pas mettre plus d'une heure ; plus les soins seront rapides, plus ce sera hygiénique.

Passé cette partie de la toilette qui est l'hygiène et la propreté, viendra le moment de la coquetterie. Ce moment-là durera bien longtemps, mais je ne veux point vous en blâmer, c'est délicieux d'être occupée de soi et de sa beauté, c'est une véritable jouissance. Après ces soins et avant la coquetterie : examen attentif au miroir, c'est capital !

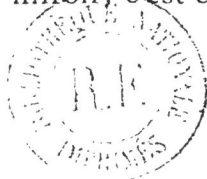

# La toilette intime.

❧

Nous sommes entre femmes, nous pouvons parler sans gêne de tout ce qui est notre corps.

La toilette intime est une chose nécessaire à la santé féminine ; les mamans auront le souci d'habituer leurs fillettes à ces soins dès qu'elles seront en âge de comprendre.

Pour les jeunes filles, les ablutions suffisent : chaudes le matin, froides le soir.

Pour les femmes, les ablutions se compliquent d'injections.
— Injections se terminant par des ablutions assez prolongées.

Je vous dirai — ce que vous savez déjà — que deux meubles sont indispensables pour la toilette intime : le bidet et le bock.

Le bidet doit être assez haut et assez grand pour être commode ; le bock devra contenir deux litres de liquide. Pour les injections choisissez la canule en verre.

Dans l'eau de vos injections et de vos ablutions mélangez ceci, que vous ferez préparer chez un pharmacien et dont vous mettrez une cuiller à bouche par litre d'eau :

| | |
|---|---|
| Eau de roses . . . . . . . . . | 1.000 grammes |
| Teinture de benjoin . . . . . . | 150 — |
| Glycérine . . . . . . . . . . | 125 — |

Excellent aussi ceci :

| | |
|---|---|
| Eau bouillie . . . . . . . . . | 1.000 grammes |
| Alcoolat de lavande . . . . . . | 130 — |
| Glycérine . . . . . . . . . . | 50 — |

Cette lotion est très adoucissante ; ne l'employez toutefois pas à l'eau froide, à cause de la glycérine.

# La peau du corps.

❦

Ce tissu velouté doit être d'une grande beauté et doit avoir de nous des soins particuliers et assidus.

Nous aimons et surveillons notre visage, nous en soignons minutieusement l'épiderme, il doit en être ainsi du corps. Ce n'est pas parce qu'il est caché aux regards qu'il faut le négliger, au contraire.

La peau du corps est un organe de la respiration; nous devons donc veiller exclusivement à sa santé. Elle a en outre de multiples fonctions vitales que nous avons le devoir de faciliter par une observation rigoureuse de l'hygiène.

L'hygiène de la peau comporte des soins élémentaires dits de propreté.

Ces soins se complètent d'autres que nous appellerons le raffinement, la coquetterie, si vous voulez.

Donc, pour l'enveloppe générale du corps, deux sortes de devoirs à remplir :

1° Les devoirs de propreté et d'hygiène;

2° Les devoirs de beauté.

Les premiers consistent en une bien simple chose qui est : le bain; à défaut : le tub ou les ablutions lorsque l'on n'a ni la place, ni le temps, ni le moyen d'avoir une salle de bain ou de prendre un bain journalier.

Tous les jours donc vous prendrez un bain ou vous vous ablutionnerez au tub et à l'éponge. C'est le seul et l'unique moyen de conserver au corps sa santé et sa propreté.

Ce bain ou ces ablutions d'hygiène, vous les prendrez à l'eau presque chaude, c'est-à-dire d'une bonne tiédeur, vous savonnerez légèrement, car ne croyez pas que séjourner dans l'eau ou faire glisser de l'eau sur le corps suffit à la propreté.

# Les bains de propreté.

ॐ

Il y a plusieurs sortes de bains de propreté, ils varient selon l'installation de la salle de bain, selon les moyens d'existence et les besoins de la santé.

Les principaux dont nous venons de dire quelques mots, sont les bains liquides à l'eau tiède.

Certaines personnes préfèrent les bains froids. — Le bain froid présente toujours quelque danger, même l'été. L'eau froide raffermit les chairs, cela est vrai, mais elle a un autre inconvénient : elle resserre les pores et dissout mal la graisse et enfin ne complète pas parfaitement l'action du savon ; en un mot, elle nettoie mal.

D'autres personnes aiment les bains très chauds ; ceux-ci n'ont point tous les inconvénients de ceux-là, ils font en outre un bel épiderme, ouvrent bien les pores, concourent à l'accomplissement d'une bonne respiration, à une bonne dissolution du savon, à un parfait nettoyage ; cependant : ils anémient, ils affaiblissent.

Le bain parfait c'est le bain savonneux, d'une bonne tiédeur, excellent pour la beauté de l'épiderme.

Vous restez d'abord cinq minutes dans l'eau, de façon à bien vous pénétrer d'humidité et à assouplir vos pores, puis vous faites des frictions savonneuses sur tout le corps, ensuite vous vous replongez en la baignoire et demeurez dix bonnes minutes en cet état ; inutile de vous recommander de tenir l'eau à la même température de crainte des refroidissements toujours très dangereux.

Les autres bains de propreté sont les sudations ou bains de vapeur. Rarement ils se prennent chez soi, il faut aller en un établissement spécial.

# Bains de vapeur.

❦

Le bain de vapeur est très utile à la santé de la peau ; il en active les sécrétions et facilite la sortie de toutes les parcelles qui obstruent les pores.

C'est le bain de nettoyage par excellence, il est de plus d'un grand secours contre l'obésité et les accidents du froid.

Ne prenez pourtant pas de bain de vapeur journalier, vous vous affaibliriez très vite, mais je suis certaine qu'un bain de vapeur mensuel sera d'un excellent effet.

Après le bain de vapeur, vous pouvez prendre une douche tiède ou froide et ensuite vous livrer aux mains expertes du masseur ou de la masseuse.

Le bain de vapeur a un défaut, il revient très cher et n'est pas à la portée de tous. Certaines salles de bain — très peu — sont cependant aménagées pour le bain de vapeur, mais en général il faut se rendre en un établissement spécial.

Cependant, je vous signale qu'il y a dans le commerce des appareils permettant le bain de vapeur chez soi, à air chaud ou à vapeur humide. Ils consistent en des boîtes qui se ferment hermétiquement, dans lesquelles on peut s'asseoir et où l'on allume une petite lampe à alcool. Ces appareils sont pliants et n'encombrent par conséquent point.

. Le prix de ces appareils doit aller dans les 80 francs. La dépense à faire est donc relativement moyenne. Ce mode de bain est à sérieusement signaler et mériterait d'être vulgarisé pour le remède qu'il porte en lui contre l'obésité, les accidents du froid, les rhumatismes, la goutte, la neurasthénie, toutes maladies venant — vous vous en doutez — d'une mauvaise circulation, d'un incomplet fonctionnement de la peau...

C'est un moyen de prendre des bains de vapeur à bon marché,

6.

# La douche, le tub, les ablutions.

ൟ

On la prend en pluie ou à la lance circulaire ou directe, de haut, ou de tous côtés, selon que l'installation est faite. La plus rationnelle est la douche simple en pluie ¡précipitée et rapide venue d'une pomme ou d'un collier au-dessus de la tête. L'appareil est généralement placé au-dessus de la baignoire et l'eau est empêchée d'éclabousser par un grand rideau de caoutchouc qui glisse sur une tringle circulaire et entoure la baigneuse.

On prend la douche tiède, froide ou chaude. Froide, la douche est un excellent réactif contre les fatigues et les excès musculaires et nerveux.

Pour les personnes n'ayant pas de douche installée, on vend dans le commerce le collier à douche, qui s'adapte par un caoutchouc au robinet d'arrivée d'eau de votre cabinet de toilette ou de votre baignoire, voire même de votre cuisine, si vous n'avez pas de cabinet où l'eau est installée. Il y a aussi le collier à douche et le réservoir, la douche complète, en somme. Mais je crois ce mode dangereux. — La douche ainsi prise l'est lentement et peut offrir l'inconvénient des refroidissements.

Je préfère, à cette installation incomplète, le tub, qui est l'ablution de tout le corps à l'aide d'une grosse éponge, c'est un stimulant énergique et très sain, il remplace presque le bain et garde au corps une chair ferme et jeune. — Le tub se prend froid. On évite les refroidissements en mettant au fond du tub, de l'eau chaude pour les pieds. Après le tub, frictions au gant de crin ou à l'eau de cologne.

Vous devez prendre votre tub tous les jours au lever et le soir des journées fatigantes.

## Bains raffinés.

❧

Nous avons terminé le tableau des soins hygiéniques ; nous passons maintenant au second ordre de soins, ceux de beauté.

Suffit-il d'avoir la peau du corps saine et propre ? Il faut encore qu'elle soit belle. Je vous entends vous écrier : « Mais on a la peau que la nature nous donne ! »

— Quelle erreur ! On peut sans la nature être très belle. On a la peau que l'on se fait et on peut se la faire merveilleuse, douce, unie, de grain délicieux, agréable au regard et au contact.

Le grand moyen d'avoir la peau belle, c'est le bain, non plus le bain simple, de propreté, de stricte hygiène, mais le bain raffiné. Il vous est permis de ne prendre un bain savonneux qu'une fois par jour ou même par semaine, et de prendre vos bains raffinés, de beauté, quotidiennement et autant qu'il vous plaira.

Le bain de son vous fera une peau douce et blanche.

Le bain d'amidon également.

De plus, ces deux sortes de bains nettoient, assainissent, rafraîchissent.

Le bain au bicarbonate de soude est alcalin, assouplit la peau, la préserve des boutons.

. Le bain de sel est affermissant et donne des forces.

Le bain à l'eau de cologne : un litre pour un bain donne une peau fraîche et lisse, de joli teint.

On peut mettre dans son bain de l'alcoolat de lavande, du benjoin, du thym. Voici plus loin quelques recettes pour aromatiser ou médicamenter l'eau de vos bains raffinés. Je vous recommande particulièrement ces recettes éprouvées et qui sont excellentes.

# Bonnes recettes pour bains raffinés.

Bain parfumé et assouplissant :

Sariette . . . . . . . . . .         3oo grammes
Sauge . . . . . . . . . .
Romarin . . . . . . . . .
Menthe . . . . . . . . . . }  ââ  25o grammes
Roses en poudre. . . . . . .
Eau . . . . . . . . . . .

Faire bouillir, puis ajouter :

Ammoniac en sel. . . . . . . .    125 grammes
Essence de savon. . . . . . . .    125    —
Quantité pour un seul bain ordinaire.

## *Bain aromatique.*

Eau . . . . . . . . . . . .        6 litres
Espèces aromatiques . . . . . .    1 kilog.

Autre :

Thym . . . . . . . . . . .        5oo grammes
Eau bouillante . . . . . . . .    10 litres
Essence de savon . . . . . . .    25o grammes.

Autre :

Teinture de lavande . . . . . .    1oo grammes
Teinture de myrrhe . . . . . .    1oo    —
Vinaigre de vin blanc . . . . . .  25o    —

Autre :

Lavande, thym, sauge. . . . . .    1oo gr. de chaque
Eau . . . . . . . . . . . .        4 litres.

# Les compléments.

❦

Le bain, le tub, les affusions hygiéniques ou de beauté, n'auront qu'une action bien réduite si vous limitez là les soins journaliers de votre corps; il leur faut des compléments et ces compléments sont : les frictions et le massage.

Le massage doit être pratiqué par un masseur, une masseuse ou une personne adroite et intelligente. Mieux vaut se passer de massage que de le subir mal fait : un massage brusque et maladroit peut être nuisible, déplacer certains organes et causer des désordres compliqués.

Donc, si vous ne pouvez recourir aux soins du masseur, contentez-vous des frictions.

Les frictions se font sèches ou humides.

N'abusez point des frictions sèches qui irritent la peau. Choisissez gant ou ceinture en tissu assez doux. Cette friction est excellente pour les nerfs et la circulation, c'est un bon et régulier réactif.

Les frictions humides se font également au gant ou à la ceinture, on emploie beaucoup pour elles l'eau de cologne spéciale, ou encore : l'alcool de lavande, l'alcool de thym, l'alcool de sauge. On peut fabriquer soi-même ces alcools en faisant macérer ces plantes dans un litre et demi de bon alcool à 85°. On peut composer comme suit un bon alcool de toilette :

| | |
|---|---|
| Pétales de roses . . . . . . . . | 100 grammes |
| Sauge . . . . . . . . . | 100 — |
| Benjoin. . . . . . . . . | 100 — |
| Alcool à 85° . . . . . . . . . | 2 litres. |

Laissez macérer quinze jours, puis filtrez. Aromatique et délicieusement frais à la peau.

# Autres frictions et lotions.

❧

Fidèle à ce que j'ai promis, je vous donne ici une bonne recette d'eau de beauté pour la peau du corps. Vous en ferez des lotions, le soir, avant votre coucher ; vous laisserez sécher sur vous avant de passer vos vêtements de nuit :

| | |
|---|---|
| Tenture de benjoin . . . . . . . | 100 grammes |
| Eau de roses . . . . . . . . . | 100 — |
| Lait d'iris . . . . . . . . . | 200 — |
| Eau bouillie . . . . . . . . . | 1/2 litre |

Avant de vous servir du mélange, vous l'agiterez pour que chaque produit se présente bien.

Faites ces lotions doucement avec un tampon d'ouate hydrophile.

Si le mélange vous semble trop épais et a du mal à s'étendre et à sécher, ajoutez à votre idée de l'eau bouillie jusqu'à apparence bien liquide et laiteuse.

Pour avoir la peau très blanche, je vous recommande très particulièrement l'eau de concombres, que vous obtiendrez vous-même en pressant dans un torchon de toile très solide des concombres bien frais que vous aurez auparavant coupés en morceaux.

Toutes ces lotions doivent être faites au tampon d'ouate hydrophile qui présente l'avantage d'être très propre, très sain et de retenir le maximum de liquide.

Pour frictions à l'eau de beauté voici une petite recette :

| | |
|---|---|
| Glycérine . . . . . . . . . | 100 grammes |
| Alcool de lavande . . . . . . | 25 — |
| Benjoin . . . . . . . . . | 25 — |

Après frictions, sécher soigneusement.

## Onguents de beauté.

❦

Pour adoucir la peau du corps, les eaux et frictions ne suffiront point. Il faudra faire des onctions, des petits massages personnels, avec le plat de la main et le bout des doigts, aux onguents gras qui nourrissent, assouplissent, affinent la peau.

Vous ferez, ainsi que je vous le dis, une sorte de léger massage avec le plat de la main et le bout des doigts en ayant bien soin de prendre comme sens la direction du cœur, c'est-à-dire en descendant vers le cœur pour la partie supérieure du corps et en remontant vers lui pour le bas du corps.

Rien ne vous empêchera ensuite de passer sur votre corps une éponge légèrement humide du mélange suivant :

Eau tiède
Bi-borax oriental

ou même simplement humectée d'eau tiède. Vous essuierez au bout de quelques minutes, bien soigneusement, et vous pourrez légèrement poudrer avec une bonne poudre de riz ou d'iris pour finir de sécher. C'est surtout le soir que vous vous astreindrez à ce petit travail de massage adoucissant.

Voici, pour compléter ces quelques conseils, un onguent délicieux dont vous tirerez des effets miraculeux :

| | |
|---|---|
| Axonge . . . . . . . . . . | 90 grammes |
| Borax. . . . . . . . . . . | 15 — |
| Essence de roses . . . . . . . . | 2 gouttes |
| Benjoin . . . . . . . . . . | 25 grammes |

Le parfum en est suave et c'est une merveille pour la blancheur et le velouté de la peau. — Séchez ensuite à la poudre d'iris.

# Pour l'embonpoint général.

✥

Être maigre est une laideur, être bien enveloppée, voilà la vraie beauté, être trop forte est une hideur et une grande gêne.

La maigre a toujours les ressources de pouvoir s'avantager par des artifices, elle peut par des combinaisons savantes et des arrangements avec sa corsetière, sa couturière, son tailleur, se créer une silhouette jolie. Elle ne sera jamais une merveille, car les parties de son corps intransformables demeureront maigres, mais elle fera un certain effet et pourra plaire. D'ailleurs ses mouvements auront de la légèreté, de la jeunesse.

La personne trop forte a beau se sangler à étouffer, elle n'arrive qu'au ridicule d'abord, au malaise ensuite, à la gêne, à l'impossible enfin ; il vaut mieux avoir pas assez que trop, car il est toujours possible d'en mettre, mais il est difficile d'en retirer.

Pour l'embonpoint général venu progressivement, savez-vous quel est le seul et unique remède ? Ce sont les laxatifs, car, l'embonpoint général vient, mesdames, de la constipation.

Votre défaut capital est de vous négliger. — Vous soignez à merveille votre corps, vous ne négligez rien pour être belles, vous avez recours aux artifices les plus compliqués, aux régimes les plus sévères, vous accumulez sur votre table de toilette les flacons de lotions et de crèmes mystérieuses, vous passez de longues minutes devant votre miroir, des heures en tête à tête devant votre miroir à main, mais vous ne comprenez pas ses conseils.

Mesdames, veillez au bon fonctionnement de votre corps, ne négligez pas ce mal bien féminin de la constipation.

Je vous crie : gare ! Écoutez-moi, c'est si simple...

## Conseils intimes.

❧

Je veux sous ce titre discret vous donner quelques recettes de laxatifs inoffensifs et peu fatigants que vous ferez régulièrement. Ce sera votre hygiénique régime et il complétera bien sagement tous les soins que vous prenez de votre corps. En rendant votre sang léger et pur, il vous rajeunira positivement.

J'ajouterai à ces recettes celle d'un bon vin diurétique, c'est-à-dire qui provoque l'émission de l'urine, vous tirerez de ces remèdes très simples des merveilles de santé et de bonne humeur. Tous les poisons s'élimineront de vous naturellement, sans bains de vapeur ni exercices compliqués. Un ou deux petits verres à liqueur bus bien régulièrement et vous voilà sauvée de mille maux très redoutables parce qu'ils sont sournois, invisibles et viennent avec lenteur.

Quinze à vingt grammes de feuilles de frêne par litre d'eau, en décoction, est un excellent laxatif.

| | |
|---|---|
| Racine de fraisier. . . . . . . . | 100 grammes |
| Plante de pensée sauvage. . . . . | 100 — |
| Follicules de séné . . . . . . | 50 — |

donnent un mélange parfait également.

Les feuilles de vigne rouge — 30 grammes pour un litre — sont très bonnes.

Voici enfin la fameuse recette de vin diurétique :

| | |
|---|---|
| Nitrate de potasse . . . . . . . | 125 grammes |
| Baies de genièvre. . . . . . . | 250 — |
| Vin blanc . . . . . . . . . . | 2 litres |

Laissez macérer 24 heures et filtrez. Un verre à bordeaux à jeun le matin.

7

# Le rafraîchissement du corps.

❧

Puisque nous en sommes aux questions d'ordre intime, nous allons parler des douches intestinales. Une douche intestinale se prend avec un bock ; genéralement elle doit être d'une bonne tiédeur et d'un volume d'au moins un demi-litre d'eau. On place le bock haut, comme pour une injection et on prend la douche en deux fois sans rendre la première partie.

Je connais certaines femmes qui ajoutent à l'eau une cuiller de glycérine. D'autres mettent une cuillerée à bouche d'huile d'amandes douces. Beaucoup mettent simplement de l'huile ordinaire. Pour ma part, je préfère le sel. L'huile a un effet ramollissant et rend l'intestin paresseux.

Je ne m'écarterai pas du sujet en vous disant quelques mots des lavements, si utiles aux femmes en certaines époques. Au lieu de vous droguer, prenez-en, tant et plus, jamais ils ne sont nuisibles.

*Voici contre la constipation une bonne recette :*

| | |
|---|---|
| Décoction de guimauve . . . . . | 150 grammes |
| Huile de ricin. . . . . . . . . | 15   — |
| Sirop de sucre. . . . . . . . . | 15   — |

dans un litre d'eau chaude. Prendre en 3 fois.

*Voici contre la diarrhée :*

| | |
|---|---|
| Pavot. . . . . . . . . . . . | 20 grammes |
| Eau bouillante . . . . . . . . | 500   — |

laissez macérer deux heures puis ajoutez deux cuillerées d'amidon en poudre, si c'est trop épais, ajouter de l'eau.

*Lavement hygiénique :* eau, 500 grammes; bon vinaigre. un verre à liqueur.

## Pour avoir une jolie taille.

❧

Maintenant que nous avons fini avec les soins généraux du corps, passons à la révision de ses diverses parties, celles qui font de nous et en nous la séduction.

Dès que la femme devient femme, vers quinze ans, une chose la préoccupe grandement : sa taille. Les fillettes aiment faire taille fine, elles jalousent la compagne mince et élancée dont la ceinture enserre un corps flexible et fin, elles maudissent la nature qui laisse sur elles une juvénile épaisseur ; elles se sanglent en leurs blouses et sarreaux et donnent l'amusante apparence de saucissons dodus ficelés en leur milieu. Pauvres fillettes, elles sont bien excusables en leur erreur, les livres qu'elles lisent en cachette parlent avec tant d'emphase de tailles pliantes, souples, sveltes, fragiles comme des tiges de fleurs ; leur jeune esprit est empli d'images, et la haute ceinture de cuir serre impitoyablement la chair point encore façonnée par la main des Grâces.

Femmes, la préoccupation est la même encore. Cette taille fine, elles en ont été fières, mais elles ont un peu vieilli, un peu engraissé, les bébés sont venus. La jolie taille a disparu ou, du moins menace de disparaître, d'épaissir...

Que faire pour demeurer jolies en elle ?

D'abord ne jamais demeurer sans corset, ensuite vous masser régulièrement chaque soir avec la paume des mains tout autour de la taille et y étendre le petit liniment suivant :

Axonge.
Iodure de potassium

en très légère couche.

Ensuite vous ferez des affusions d'eau froide avec une éponge.

# Les hanches.

❖

C'est par les hanches que la femme épaissit, ce sont les hanches qui alourdissent la silhouette. Elles doivent être surveillées de bonne heure. Il est évidemment laid d'avoir des hanches osseuses, mais défiez-vous très vite d'un enveloppement trop harmonieux. Les plus jolies formes, celles trop bien en chair sont des précurseurs d'obésité.

La jeune fille, la jeune femme douées par la nature d'opulence devra être sévère et suivre dès le plus jeune âge de beauté un régime sérieux ; à ce compte seul elle conservera une ligne affriolante et jolie.

Massez tous les soirs vos hanches quelles qu'elles soient, faites sur elles des affusions froides, martelez-les énergiquement, cinglez-les avec une serviette mouillée ; il faut à tout prix que la chair en soit ferme et résistante et oppose une force contre l'envahissement graisseux.

Portez un bon corset long, bien enveloppant. — Rejetez la ceinture de mailles qui laisse trop d'aisance à la chair et ne s'oppose pas à l'empâtement.

Avec le gant de crin faites des frictions à l'eau de cologne. Si la graisse a déjà envahi vos hanches et vos reins, prenez des bains de vapeur et faites-vous masser. Prenez des bains alcoolisés et faites des frictions vous-même à la pommade d'iodure de potassium.

Les vinaigres aromatiques sont aussi excellents pour faire tomber les hanches.

Avec ces soins régulièrement répétés vous lutterez avec avantage contre la graisse qui de préférence se réfugie toujours aux hanches et aux reins, vous conserverez une silhouette harmonieuse, gracieuse et séduisante.

# Le ventre.

❧

La graisse aussi envahit facilement le ventre. Pourtant, lorsqu'il n'a point été distendu par le lourd fardeau de la maternité, le ventre court moins le risque d'augmenter et de perdre sa ligne naturelle.

Pourtant, ne vous y fiez point, mesdames, lorsque la graisse s'établit en un corps, elle prend place un peu partout.

Un peu de nonchalance, quelques excès de table, un excessif penchant à paresser le corps à l'aise dans des vêtements flottants, sans corset, et voici messire ventre qui prend du volume, s'amollit, s'enlaidit.

Or, quand l'embonpoint se produit ainsi, le charme disparaît et l'on paraît être âgée. Attention !

Le ventre doit être rond et ferme. Conservez cette rondeur et cette fermeté grâce encore au bon corset, et, si vous vous sentez devenir un peu forte, à la ceinture abdominale qui maintient et retient parfaitement.

Faites des massages réguliers circulaires de bas en haut et de droite à gauche. Ne vous laissez point constiper, prenez des douches abdominales chaudes et des bains de siège tièdes fréquents.

Si vous avez eu des bébés et que l'épiderme du ventre présente des vergetures, vous masserez ces petits défauts avec le pouce, un peu appuyé et vous étendrez une légère couche de lanoline, puis vous poudrerez avec un peu de talc ou de poudre d'iris.

Ne faites point d'affusions froides, cela pourrait être dangereux, les intestins sont des organes fragiles et le moindre refroidissement peut amener de sérieuses complications.

Ne vous servez point non plus de pommade iodée.

## L'estomac et le dos.

❧

Nous nous occupons moins de ces deux parties-là, pourtant leur envahissement par la graisse est aussi visible et combien disgracieux.

Ce dos trop gras retombe sur le corset et forme là un vilain bourrelet qui coupe malencontreusement la ligne. Ce bourrelet est visible sous le corsage et même sur la jaquette du tailleur et enlève toute grâce à la silhouette qu'il vieillit, empâte, attriste.

Pour empêcher que votre dos n'engraisse, faites-vous frictionner énergiquement au gant de crin, si vous êtes seule à vous occuper de ces soins, faites emplette d'une ceinture en crin ou, si vous aimez mieux, d'une ceinture à boules de buis et massez soir et matin vos omoplates, votre nuque et vos reins. Prenez de fréquents bains alcoolisés. Si vous pouvez vous faire masser, n'hésitez pas, faites-le.

Un dos souple, d'une jolie ligne harmonieuse et pleine est une chose appréciée et très rare car, en général, je ne sais vraiment pas pourquoi, on néglige la beauté du dos.

L'estomac, entre les seins et le ventre, est le siège habituel de la graisse chez les femmes même les plus sveltes ; peu s'en préoccupent, pourtant c'est une petite difformité qui peut augmenter et devenir une laideur.

L'estomac est très facile à masser et diminue très vite. Pour lui, pas d'affusions froides mais des frictions sèches et aussi des applications fréquentes de serviettes chaudes. — Vous pouvez employer la pommade d'iodure de potassium ou vous savonner avec des savons à base de fiel. Ne buvez pas trop d'eau qui alourdit et gonfle beaucoup l'estomac.

Veillez à ne pas avoir de dilatation de cet organe fragile.

## Pommades amaigrissantes.

֍

Voici, pour celles qui sont ennuyées par la graisse, quelques recettes de pommades amaigrissantes dont elles pourront faire des massages sur les parties envahies ; je leur garantis le succès si elles veulent être raisonnables et patientes :

Vaseline. . . . . . . . . .     100 grammes
Teinture d'iode . . . . . . . .     20      —

On peut ici remplacer au besoin la vaseline par une glycérine bien fluide et de bonne qualité.

*Autre :*

Glycérine . . . . . . . . .     100 grammes
Utimose. . . . . . . . . .     25      —

*Autre :*

Savon . . . . . . . . . .     100 grammes
Iodure de potassium . . . . . .     10      —
Axonge ou vaseline. . . . . . .     20      —
Jus de citron . . . . . . . . .     20      —

*Autre :*

Iodoforme . . . . . . . . . .     2 grammes
Vaseline. . . . . . . . . .     30      —
Menthe . . . . . . . . . .     10 gouttes.

Cet iodoforme devra être désodorisé car vous seriez incommodées par cet arome plutôt gênant.

Ces préparations sont peu coûteuses, faciles, sans danger et d'une réussite certaine.

# Médication générale pour maigrir.

❖

Les pommades, les frictions sont pour dégraisser, amaigrir certaines parties du corps, mais lorsque tout le corps est trop gras, que faire pour le faire diminuer harmonieusement, régulièrement, partout à la fois ?

La médication est compliquée, mais non impossible : se coucher tard, se lever matin, faire de la culture physique, de la gymnastique, des sports, marcher, courir, provoquer d'abondantes sudations naturelles par le mouvement et la fatigue.

Frictionner tous les jours le corps à l'eau salée, prendre des douches, se faire masser, se faire frictionner au gant de crin ou se frictionner soi-même à l'aide de la ceinture. Prendre des bains chauds.

Boire très peu. Ne pas boire en mangeant.

Manger peu de pain frais. Préférer le pain rassis ou même le pain grillé.

Manger des viandes grillées de mouton et de poisson. Des légumes cuits à l'eau mais non beurrés. Des salades vinaigrées, des fruits verts.

Supprimer les farineux, les féculents, les graisses, les sucreries, les pâtisseries, les boissons fermentées.

Suivez ce régime durant un mois ou deux et vous retrouverez votre sveltesse. Pour la conserver ensuite, vous n'aurez qu'à continuer à vous surveiller en ce sens : peu de boissons, peu de pain, peu de féculents et de sucres.

Tous les mois vous vous purgerez. Toutes les semaines vous prendrez durant quelques jours un laxatif doux ; régulièrement vous pratiquerez les douches intestinales chaudes et les lavements laxatifs.

# Pour les maigres.

❦

Si certaines gémissent d'être trop fortes, d'autres gémissent de ne point l'être assez.

L'extrême maigreur est ennemie de la beauté, mais seulement, nous le répétons, l'extrême maigreur, car la sveltesse, la finesse qui sont l'apanage de la jeunesse ne sont point laides, au contraire, une femme mince est toujours élégante et facile à habiller, tout lui sied à ravir.

L'extrême maigreur est osseuse, anguleuse, à chevilles étroites, à mains transparentes, à cou étroit, à joues creuses, à front et mâchoires fortes. Les os sont apparents. Cette sorte de maigreur est une infirmité guérissable, elle a d'ailleurs une cause originelle : travaux intellectuels ou manuels fatigants et trop assidus, ennui, chagrin, pauvreté, jalousie, avarice, excès de vie, climat malsain ou maladies : anémie, tuberculose, cancer, pertes sanguines, etc.

La cause trouvée, on y applique le remède *ad hoc*. Si aucune de ces causes ne se présente visible on essaie alors un traitement général :

Vie régulière, travail modéré, alimentation abondante, boissons fermentées : bière en abondance, cidre et vins capiteux. Beaucoup de farineux, de féculents, de graisses, de sucreries. Repos prolongés, sommeil long. Paresse et oisiveté. Promenades en voiture. Gaîté, distractions, pas d'ennui, de tourment, de chagrin. Bains aromatiques suivis de frictions aux onguents gras et de *farniente* en de lâches vêtements.

A ce régime, une femme maigre aura tôt fait de prendre des formes arrondies, je crois d'ailleurs que personne ne résisterait pour engraisser de bon cœur dans un tel régime tout de douceur, de paresse, de satisfaction sous tous ses aspects.

7.

# Les seins.

∞

Voici encore une grande préoccupation de la femme, une des principales, et elle a raison, car c'est là que réside, aux yeux des hommes, toute la féminité. Rien de plus séduisant qu'un beau corsage aux deux fermes rondeurs jumelles, ni trop grosses, ni trop petites, en forme de fruit appétissant, le fruit pervers qui tenta Ève et perdit son époux Adam.

Les seins, c'est toute la poésie de la femme. Que de chants, que d'hymnes, que de brûlants poèmes et de doux rêves et de merveilleuses compositions d'art n'ont-ils pas inspirés !

Un sein de femme est un coin troublant et charmant de son corps, il inspire la volupté, l'amour, le désir. Le regard le plus froid, le plus distrait subit malgré soi l'invincible attirance de la vie palpitante d'une poitrine de femme que soulève rythmiquement la respiration régulière et douce ; ils ont, les seins de femme, un charme, un pouvoir magnétique auquel l'homme ne sait point résister.

> Il rêvera partout à la chaleur du sein...

Rien n'est plus émouvant et plus vrai que ce vers du poète. Toujours l'homme aimera ce refuge douillet et tiède, mystérieux et accueillant. Sa tête lassée, avec quelle intime jouissance il la pose sur ce doux coussin satiné. Petit enfant, il a dormi sur le sein de sa mère ; en grandissant il a toujours aimé s'y appuyer ; homme, il quitte le sein maternel pour celui de son amante, instinctivement il recherche la caresse qui l'a toujours bercé.

La nature a donné à la femme une merveille de beauté et un talisman de tendresse et d'amour, en mettant à sa poitrine ces deux beaux globes satinés gonflés de vie généreuse.

## Comment ils sont beaux.

❧

Pour qu'une poitrine soit belle, il faut qu'elle soit ferme et douce, c'est dire qu'elle ne doit pas être trop abondante.

La nature ne nous a pas toutes créées semblables : certaines sont potelées, d'autres minces. Les secondes se désolent lorsqu'elles sont très jeunes parce que longtemps la poitrine leur demeure plate comme celle d'un garçon. Pourtant, qu'elles se rassurent, les seins naîtront et ils seront charmants en leur genre. En général les femmes ont la sottise d'envier les seins abondants, pensant que plus il y en a, plus l'homme trouve cela beau et s'en grise. Ne soyez point si folles, il n'est point de meilleur artiste que l'homme, à part quelques-uns aux goûts et à l'appétit vulgaires, nul mieux que lui ne sait reconnaître le charme et la grâce des proportions.

Les seins abondants ne sont pas jolis, le poids les entraîne et ils ne se tiennent point rigides et fermes, ils s'affaissent. Si une femme ainsi douée a le malheur de nourrir, elle voit de bonne heure ses seins perdre leur ligne harmonieuse.

Les seins doivent être de grosseur moyenne, en équilibre avec le corps, bien plantés ni trop haut ni trop bas. Le mamelon doit être assez petit et le bout doit ressembler à un bouton de rose. Le haut du buste doit être bombé, les clavicules pleines et le cou bien attaché aux épaules. Un cou trop mince avec une belle poitrine est un grand défaut.

Pour les femmes à peau blanche le sein doit être éblouissant, neigeux, avec une auréole légère de brun et une floraison rose de bouton de fleur en chaque saillie jumelle.

Les beaux seins sont l'apanage des femmes de race blanche, ils ont la beauté classique charmeresse qu'on ne rencontre en nulles autres Èves.

# Petits seins.

❧

N'est-ce point Brantôme qui disait : « Un sein est joli et suffisant s'il remplit la main d'un honnête homme ? »

La proportion est assez juste, un sein ne devrait pas, pour la femme de moyenne taille, dépasser ce volume.

Les Grecs disaient : « Un sein de femme doit ressembler à la pomme ou à la poire. »

Voici le volume diminué.

Si j'en crois ces deux définitions de beauté féminine et si j'appelle en appui le souvenir des statues de l'antiquité, je conclus que les seins petits, fermes, bien plantés, sont les plus beaux, ce sont d'ailleurs ceux qui ont le charme de la fermeté, de la rigidité, de la rondeur jeune; ce seront eux qui longtemps demeureront ce qu'ils sont.

Le malheur est que les femmes qui ont de si jolis petits seins ont la sottise de ne point connaître leur beauté et sa valeur et surtout sa solidité, et par mille moyens assez sots et souvent nuisibles cherchent à en augmenter le volume.

Souvent elles cèdent à la moquerie des matrones aux chairs abondantes qui jalousent leur sveltesse gracieuse et donneraient beaucoup pour posséder ces petits fruits mûrs appétissants comme de rondes pommelettes.

Soyez plutôt justes avec vous-mêmes. Je vous l'ai dit, vous avez un ami et confident très franc, c'est votre miroir. Écoutez-le, lui seul, et ne vous enlaidissez pas en transformant ce que la nature vous a donné.

Femmes aux petits seins, soyez fières d'eux, ils sont une vraie beauté et une assurance d'éternelle jeunesse.

## Seins abondants.

❧

Dans la jeunesse, les seins abondants sont une beauté, mais seulement dans la grande jeunesse, lorsque les chairs sont robustes et neuves et que ni maternités, ni maladies, ni fatigues ne sont venues les anémier et les amollir.

Une belle poitrine large, grasse, sans dépression, bien pleine et bien plantureuse, bien blanche et rebondie, est un charme inouï, et combien pervers ! Nul ne peut lui résister. Sous le corsage le plus simple, sous la jaquette, sous le manteau on la devine, et le regard avide et la pensée chercheuse la deshabillent avec griserie.

A l'heure triomphale du décolleté, cette chair saine et abondante ainsi montrée est ensorceleuse, splendide. Quelle fierté doit avoir une femme de la possession d'une telle beauté ! Dans tous les regards : jalousie chez les Èves, passion chez les hommes, elle lit son succès.

Pourtant, ne vous grisez point trop, mesdames, à la délicieuse ambroisie du triomphe. Vous êtes trop belles, une telle beauté est fragile, vous avez en cette nature qui vous a si merveilleusement douées pour vos jeunes ans, une grande ennemie, soyez-en prévenues lorsqu'il est encore temps.

Craignez les maternités précoces et répétées; si vous nourrissez, prenez un soin attentif de vos seins, gare à leur élastique fermeté ! Soutenez-les, portez le corset de grossesse et des bandages appropriés.

Quand vous aurez fini vos fonctions de mamans, redevenez coquettes, pratiquez les affusions, les frictions, les massages, les douches.

Je vous préviens, si vous n'apportez pas à votre beauté des soins sérieux, vous la verrez s'en aller sans retour.

# Ce que les seins signifient.

❧

Cela vous amusera, je crois, de savoir que vos seins ont une signification selon leur forme et leur couleur. Ce petit secret qui vient d'Espagne est tout à fait original et je ne veux pas quitter bientôt ce palpitant chapitre sans vous en parler. Les femmes aiment la nouveauté et sont curieuses, je suis donc certaine de vous intéresser.

Les seins, d'après leur volume, leur forme, leur place, répondent à des penchants de la femme.

Très fermes, moyens, bien plantés, ronds avec un mamelon légèrement coloré et un bout rose comme un cœur de fleur, ce sont les seins d'une femme robuste, bien équilibrée, de naturel franc. Elle sera ou est une honnête épouse.

Très fermes, petits, plantés haut, légèrement en poires avec un mamelon coloré et un bout assez développé, ils sont l'indice d'une nature passionnée, voluptueuse, jalouse.

Mous, fléchissants, avec une aréole brune et des bouts larges, ils dénotent un naturel lascif, paresseux, indolent.

Lorsque le mamelon est très développé, les seins indiquent un tempérament vicieux insatiable. A peine développé c'est un tempérament pudique ou souvent mal développé, et pour cela sournois et enclin aux pires entraînements sexuels.

Les seins abondants bruns indiquent une nature froide et passive.

Tout petits ou à peine formés, peu dessinés, c'est la femme perverse, imparfaitement femme et portée à des passions étranges et antinaturelles.

Plus le mamelon est rose et rude, plus la femme sera ardente à l'amour, bonne amante, bonne épouse.

# La toilette des seins.

L'eau froide, toujours l'eau froide, voilà le grand remède et le grand secret pour la beauté des seins.

Mettez au robinet d'arrivée d'eau un cacoutchouc, penchez votre buste au-dessus d'une cuvette, ouvrez largement le robinet, pincez à demi le caoutchouc à l'arrivée d'eau, vous avez ainsi un jet très fort. Avec lui, douchez circulairement et de loin vos seins ; faites cela matin et soir.

Vous pouvez aussi vous installez ainsi : placez une cuvette sur vos genoux, accrochez au mur votre bock à douches et douchez les seins de très haut ; un bock pour chacun.

Il est bon aussi de se baigner dix minutes les seins dans l'eau de la cuvette, eau très froide toujours.

On peut ajouter à l'eau des douches, affusions ou bains, de l'eau de cologne ou de la teinture de benjoin, de l'alcoolat de menthe, de l'eau de verveine ou quelques cuillerées de vinaigre aromatique ou de solution alcaline : alun, bi-borax, eau sédative, etc.

Après cette douche il sera bon de frictionner les seins au gant de crin doux ou bien avec une serviette de toilette rude. Je vous signale, avant de finir, que les eaux de source et de pluie sont les meilleures pour la toilette indiquée.

Pour adoucir l'épiderme et le blanchir vous pourrez faire des frictions avec votre crème de toilette et humecter sans sécher avec l'eau de concombre.

Si vous avez quelques boutons ou crevasses, usez d'un bon cold-cream que vous fabriquerez vous-mêmes, mais n'abusez pas des pommades pour les seins. Cela amollit.

# Pour avoir des seins fermes.

❦

Voici quelques recettes de mélanges dont vous pourrez vous servir pour essayer de rendre à vos seins leur fermeté fléchissante :

| | |
|---|---|
| Miel blanc . . . . . . . . . . . | 50 grammes |
| Benjoin . . . . . . . . . . . | 25 — |
| Thym . . . . . . . . . . . | 25 — |
| Eau blanche . . . . . . . . . | 5 — |

On met ce produit ainsi composé en compresses sur les seins. Il peut arriver qu'à la longue ces compresses produisent un peu de démangeaison ou de cuisson. Arrêter alors, lotionner à l'eau très froide et faire de légères frictions à l'eau de roses que vous n'essuyerez point. Vous pourrez en reprenant le remède, lorsque le feu sera calmé, étendre le mélange de un tiers d'eau de roses ou de fleurs d'oranger.

Autre :

| | |
|---|---|
| Vinaigre de vin blanc . . . . . . | 1 litre. |
| Fleurs de lavande . . . . . . . | 300 grammes. |

Laissez macérer quelques jours, filtrez et appliquez sur les seins en compresses humides, c'est-à-dire sous une bande de toile gommée qui conservera l'humidité de la compresse.

Autre :

| | |
|---|---|
| Jus de citron . . . . . . . . | 100 grammes |
| Benjoin . . . . . . . . . | 25 — |
| Eau bouillie . . . . . . . . | 1 litre. |

Appliquez également en compresses.

## Pour empêcher vos seins de tomber.

❧

Si vous prenez votre mal à temps, il vous sera possible d'obvier à la chute de vos seins, car si les remèdes pour relever les seins tombés sont peu garantis et ne réussissent pas toujours, ceux pour arrêter la marche de la déchéance sont très souvent infaillibles. C'est d'ailleurs une règle générale que « tout péché pris à sa racine est guérissable ».

Si vos seins commencent à fléchir, faites un grand sacrifice, allez dans un magasin, achetez un soutien-gorge de nuit et mettez-le bien régulièrement pendant vos heures de repos. Le jour portez un autre bon soutien-gorge en lingerie.

Faites les ablutions fraîches, appliquez des compresses dont nous avons donné les recettes. Ne quittez jamais soutien-gorge ou bon corset. Ainsi seulement vous protégerez la fermeté et la rigidité de votre poitrine.

En outre, lorsque vous en aurez fini avec les soins à l'eau froide et hors des heures de soutien-gorge et de compresses astreingentes et affermissantes, vous pourrez faire des frictions avec de l'eau salée froide et aussi avec le mélange suivant :

| | | |
|---|---|---|
| Alcool . . . . . . . . . . . | 300 | grammes |
| Lait d'iris . . . . . . . . . | 100 | — |
| Poudre de quinquina. . . . . | 5 | — |
| Benjoin . . . . . . . . . | 15 | — |
| Sulfate d'alumine . . . . . . | 4 | — |
| Cannelle . . . . . . . . . | 20 | — |

N'abusez point. Faites des essais durant quelques jours et si cette lotion était irritante et ne convenait point à votre épiderme, ne l'employez point, certaines peaux ne la peuvent point supporter. Contentez-vous alors de la médication indiquée plus haut et qui est générale et infaillible.

## Pour augmenter le volume des seins.

❧

Bien que je ne sois point partisan de corriger ce que la nature a fait petit et mignon, bien modelé, je comprends cependant le désespoir de la femme dépourvue de gorge. Je dis la femme, c'est-à-dire qui a entre vingt-cinq et trente ans, car, auparavant, l'absence de poitrine peut provenir d'une croissance tardive et il ne faut point forcer la nature, il faut attendre. Une femme plate à vingt ans peut être devenue à trente la plus séduisante Ève qui se soit vue. C'est donc seulement à la femme faite et dont la trentaine n'a plus d'espoir que je m'adresse, à celle seule qui est bien dépourvue, maigre et creuse, naturellement, non à celle qui est pourvue gentiment mais a des goûts plantureux : celle-ci est une barbare qui méconnaît son charme jeune.

Mangez beaucoup de féculents, des lentilles surtout, des farineux, des graisses, des viandes rouges, buvez de la bière, prenez des gouttes de liqueur de Van Sweeten que vous ferez préparer chez un pharmacien, — procurez vous une ordonnance médicale cependant, — faites des exercices de gymnastique. Ne portez pas de corset montant.

Faites des frictions sèches au gant de crin et des ablutions froides.

Ne vous parfumez pas. Ne vous poudrez pas. Frictionnez souvent le mamelon. Prenez chaque semaine un bain à l'arséniate de soude. Ne portez pas de corsages serrés ou trop chauds, ne prenez jamais de bains de vapeur, craignez l'humidité sur les seins. Tenez-vous parfaitement droite et bombez la poitrine, la pénurie des seins vient parfois d'une mauvaise tenue du buste qui arrête le développement.

# Pour enlever l'excès graisseux des seins.

❦

Les seins trop volumineux sont presque toujours ceux que la graisse a envahis, il est assez facile de les faire maigrir. Il faudra naturellement faire le sacrifice de leur galbe lorsqu'ils auront repris un volume raisonnable. Cependant on pourra arriver à conjurer la grande mollesse avec des soins hygiéniques intelligents.

D'abord, pour arrêter l'accroissement du volume de vos seins, commencez par surveiller votre alimentation, ne faites point d'excès de table. Supprimez les boissons trop nourrissantes : lait, bière, bon vin ; buvez des boissons acides et chaudes.

Faites de l'exercice, marchez, courez, faites de la bicyclette et sautez à la corde.

Ne mangez pas de légumes secs mais des légumes verts sans graisse, pas de viande, pas de pain.

Prenez des bains de vapeur suivis de douches et de massages. Frictions journalières au gant de crin ; matin et soir affusions glacées sur les seins, ensuite faites les onctions suivantes :

| | |
|---|---|
| Vaseline . . . . . . . . . | 20 grammes |
| Iode . . . . . . . . . . . | 2 — |
| Essence de lavande . . . . . . | 10 gouttes. |

Appliquez des serviettes chaudes, et faites des compressions avec un soutien-gorge en tissu caoutchouté.

Vous pouvez aussi boire cinq gouttes de teinture d'iode dans un verre d'eau avant le repas du midi et du soir.

Quand vos seins seront tombés, il vous faudra suivre attentivement un régime pour les affermir.

## Petites maladies des seins.

❧

*Contre les engorgements.* — On prend un jaune d'œuf bien frais, on le bat et on y incorpore une bonne partie de poudre de camphre.

Le mélange bien fait, on procède à de légères frictions sur les seins malades.

S'il y a un peu de cuisson, on enlève l'excès du mélange avec un petit tampon d'ouate hydrophile humecté d'huile d'amandes douces et on essuie avec un tampon sec.

*Contre les crevasses.* — On cuit dans un peu d'eau des feuilles de violettes odorantes et on en fait des cataplasmes qui, appliqués, sur les mamelons crevassés, sont calmants. On peut aussi faire ces cataplasmes avec des fleurs fraîches que l'on a broyées.

Si les crevasses et gerçures vous font beaucoup souffrir, lavez le bout du sein avec une solution calmante. Faites des badigeonnages avec de la teinture de benjoin.

Faites bouillir des pépins de coings dans un verre d'eau et dans ce produit ainsi formé faites tremper une petite pièce de toile fine que vous appliquerez ainsi humectée trois fois par jour au moins sur le mamelon malade.

Les feuilles fraîches de la joubarde pilées et appliquées en cataplasmes sur les seins guérissent également les gerçures douloureuses.

Vous pouvez faire faire également ce mélange :

> Salol
> Ether
> Collodion

et en faire des badigeonnages.

## Contre les « salières ».

Voici qui est laid et dépare un décolleté. Vous aurez beau avoir les plus jolis seins du monde en volume, en forme, en satiné, en blancheur, s'ils sont attachés à une gorge plate, surmonté de creuses salières, ce sera laid et je vous conseille de rarement laisser voir vos épaules.

Vous avez des salières parce que vous vous tenez mal, parce que vous ne savez pas respirer. Il faut apprendre l'un et l'autre.

Pour cela il vous suffira de faire des exercices respiratoires chaque matin, fenêtre ouverte. Apprenez à vous tenir droites, faites des mouvements de culture physique élargissant et développant la poitrine. Pour les faciliter servez-vous donc de petits haltères ou d'un bon exerciseur.

Ne portez pas de corsages ni de costumes serrés, n'usez point de parfums qui anémient les chairs ; craignez la chaleur et l'humidité. Faites des frictions sèches au gant de crin, martelez souvent la naissance du cou et l'attache des épaules. — Portez des cols évasés et ne fatiguez point vos épaules par le poids des corsages ou de vêtements, de linge de dessous à épaulettes serrées. Évitez, en un mot, toute la gêne de cette partie du corps, laissez-la vivre librement et bien à son aise, c'est ainsi seulement qu'elle se développera et pourra devenir belle et harmonieuse.

Les salières ne sont jamais naturelles, surtout lorsque l'on possède de beaux seins. Elles viennent d'une mauvaise habitude de la tenue générale du corps et qui a nui à son harmonieux développement. Corrigez-vous-en de bonne heure, car il arrive un moment où le corps n'est plus transformable, même en ses défauts les plus simples.

# Pour avoir de belles épaules.

∞

Avoir de belles épaules est très précieux, non seulement pour le décolleté, mais encore pour la forme générale du corps.

Les belles épaules sont tombantes, dégageant bien le cou, qui s'élance d'elles comme une solide tige de fleur, elles s'arrondissent doucement et descendent en courbe moelleuse et ronde, elles sont délicates, non osseuses mais non épaisses.

Les épaules droites sont vilaines, elles ont peut-être l'avantage de faire paraître la femme grande parce qu'elles élèvent le buste, mais elles aplatissent la poitrine et accompagnent généralement des seins placés trop bas et qui, s'ils sont trop abondants, ne tarderont point à perdre leur rigidité ; elles enclavent le cou qui donne alors l'apparence d'être vissé en elles ; ainsi faites elles creusent une apparence de « salières », même chez les plantureuses.

Souvent, les femmes ont de vilaines épaules parce qu'elles ne savent pas les porter et se tiennent mal ; croyant se tenir très droites elles relèvent simplement les épaules. C'est une mauvaise habitude qui nuit beaucoup à la grâce du maintien.

Pour tenir bien les épaules et les laisser à leur pose abandonnée bien naturelle, perdez l'habitude de vous raidir en marchant, de creuser les reins, de bomber la poitrine, de lever la tête d'un air de défi, cette tenue est ridicule, raide et laide. Ne soyez pas « sergent-major », soyez femmes et pour cela souples et bien à votre aise dans votre marche. Renversez-vous souvent en arrière. Pour vous tenir droites sans raideur faites souvent l'exercice suivant : couchez-vous tout de votre long, les pieds pris au rebord d'un meuble et relevez-vous sans fléchir. — Faites aussi des mouvements d'assouplissement généraux.

# Le cou.

❦

Le cou qui supporte la tête et s'élève au-dessus des épaules doit être potelé tout en n'étant point trop gras, il doit être d'une jolie blancheur, continuant très joliment le teint clair du visage ; rien n'est saisissant et laid comme un visage frais sur un cou brun ou terne. Soignez l'épiderme de votre cou comme celui de la figure.

Pour que votre cou soit bien plein sans être gras, pour qu'il soit ferme et rond, faites des massages, pratiquez envers lui des soins attentifs, les mêmes que ceux que vous apportez au visage.

C'est par le cou qu'on reconnaît l'âge d'une femme et les hautes encolures ne peuvent entièrement dérober à la vue cette partie du corps qui se fane très vite.

La crème fraîche à laquelle vous aurez mélangé des jaunes d'œufs et un jus de citron constituera une lotion rajeunissante et raffermissante qui vous aidera à conserver un cou frais, rond, plein et ferme, à la peau douce et veloutée.

Parmi les crèmes que vous pourrez choisir pour les soins de beauté du visage, du cou, des épaules, je vous recommande la suivante :

| | | |
|---|---|---|
| Eau de roses . . . . . . . . . . | 100 | grammes |
| Teinture de benjoin . . . . . . . | 10 | — |
| Eau d'hamamélis . . . . . . . . | 100 | — |
| Lait d'amandes . . . . . . . . | 100 | — |

elle donnera à votre chair un éclat parfait et qui durera toujours et qui de plus aura l'avantage de donner une teinte bien uniforme aux parties du décolleté. Ne craignez point de montrer un joli cou. L'air ne lui nuit pas.

# Pour les cous maigres.

✧

Un cou maigre est une chose disgracieuse sur un buste de femme, je ne puis exprimer quelle impression laide il fait. Faites grossir votre cou, si vous l'avez ainsi, cela dépare beaucoup. En général le cou maigre se ride vite car la chair en est pauvre et peu résistante.

Massez bien un cou ainsi fait et massez-le après l'avoir frictionné doucement à l'huile d'amandes douces où vous aurez laissé tomber quelques gouttes d'essence de roses. L'huile d'olive est aussi excellente. Faites de fréquents mouvements de gymnastique. Baissez la tête en avant, penchez-la en arrière, penchez-la à droite, à gauche. Tournez-la également. Tous ces mouvements fortifieront les muscles et les feront grossir.

Ne prenez pas de fumigations, point de bains de vapeur, mettez assez souvent des compresses d'eau froide en cravate, elles affermissent, resserrent, durcissent la chair, la solidifient.

En dehors de ces lotions et de ces compresses froides, veillez à ce que le cou soit bien sec.

Ne portez pas de cols hauts ni serrés, laissez le cou libre : c'est ainsi seulement qu'il pourra se fortifier.

Massez le cou en rejetant la tête en arrière, faites ces massages avec la paume des mains, de façon bien régulière. Souvenez-vous que l'épiderme du cou est infiniment fragile et qu'un massage imparfait ou maladroit peut déterminer des rides et des plissures indélébiles. Vous vous trouverez bien de compresses tièdes de cerfeuil haché. Vous sécherez ensuite convenablement le cou avec de la poudre d'iris et vous masserez à sec.

# Pour les cous gras.

❦

L'envahissement de la graisse fait disparaître la flexibilité et la souplesse du cou. Pour enlever l'excès de graisse, massez énergiquement, faites usage de pommades iodées, mais ayez la précaution de faire des lotions astringentes ensuite.

Je ne vous conseille point l'électricité ni les bains de vapeur, souvenez-vous toujours que n'importe quel amaigrissement comporte le danger des rides. Ne procédez donc pas à un amaigrissement rapide, allez lentement et sûrement.

On dit que les compresses très chaudes d'eau de sureau font maigrir le cou sans le rider.

La pommade de concombres mélangée à un peu de sulfate d'alumine donne de bons résultats. Faites des lavages tièdes à l'eau d'alun que vous laisserez sécher à même, et poudrez avec du talc de Gênes.

Craignez la sueur sur l'épiderme du cou. La peau tendue sur la graisse est fine et fragile, la sueur est un mordant. Dès que vous transpirez essuyez avec des petits tampons de coton hydrophile et rafraîchissez le cou avec de l'eau refroidie de laurier-cerises, ainsi vous sauverez la souplesse et la fine blancheur de votre épiderme. Pour affermir, faites des frictions à l'eau de cologne additionnée d'un jus de citron pour la rendre astringente. Faites de fréquentes affusions d'eau excessivement chaude dans laquelle vous aurez jeté une bonne poignée de sel marin. La teinture d'iode a aussi un bon effet, mais son inconvénient est de durcir et de parcheminer l'épiderme, et, naturellement, notre désir est de maigrir sans enlaidir. Mieux vaut encore un cou gras plein qu'un cou ridé et parcheminé. Les lavages au bi-borax sont un remède simple et efficace.

8

# Petits maux du cou.

❧

*Contre les rides.* — Contre les rides du cou faites des massages à l'huile d'olive et à l'eau de roses. Voici encore une excellente pommade rajeunissante :

| | |
|---|---|
| Cire vierge . . . . . . . . . . | 50 grammes |
| Miel blanc . . . . . . . . . . | 50 — |
| Eau de roses . . . . . . . . | 50 — |
| Huile fine . . . . . . . . . | 60 — |
| Teinture de benjoin. . . . . . | 20 — |
| Lait d'iris . . . . . . . . . | 10 — |

*Contre les glandes.* — Les glandes engorgées par le froid ou à cause d'un penchant lymphatique du tempérament ont le grand désagrément de nuire à la pureté de la ligne et de déparer le cou le plus gracieux. Une feuille de tabac fraîche appliquée sur une glande qui n'est pas ulcérée ni en suppuration en amène la résolution rapide.

La pommade faite d'huile de noix, de sel gris et de fiel donne de bons résultats.

*Contre le goître.* — La médication a pour base l'iodure de potassium. Extérieurement, on fait des frictions à la pommade d'iodure de potassium ; intérieurement, on prend chaque matin une cueillerée de solution iodurée ; on joint à ce traitement l'absorption de tisanes amères et un régime sain, fortifiant, hygiénique.

Pour conserver malgré tout la finesse, la blancheur, l'élasticité de l'épiderme du cou, ajoutez à ces soins des lavages à l'eau tiède de concombre et des massages au cold-cream séchés par une bonne poudre d'iris.

## Le « langage » du cou.

❦

Le cou a beaucoup d'expression, d'ailleurs vous l'aviez remarqué certainement avant que je vous en parle, la forme du cou révèle le caractère très intime des personnes et aussi leur race, leur souche natale, le milieu auquel elles appartiennent.

Le cou moyen, bien droit mais gracieusement onduleux, blanc et rond, bien développé aux épaules, est le cou d'une femme distinguée, de fine race, de milieu relevé.

Le cou fort, blanc, bien attaché aux épaules, point gras, appétissant et net, appartient à une femme équilibrée, et saine de milieu moyen mais fort honnête.

Le cou long, maigre, de peau terne, est un cou d'avare et de querelleuse ; il révèle un tempérament pervers et foncièrement égoïste.

Le cou court, gras, mal dégagé des épaules, dénote un esprit borné, entêté, un tempérament mou et mal défini.

Le cou parfait semble s'évaser vers sa base et faire peu à peu corps avec les épaules. Il est l'apanage d'une femme vouée à de nombreuses maternités, son caractère est doux et tendre, d'intelligence moyenne, elle a peu de sens et est une épouse parfaite et une parfaite maman.

Le cou gracieux et mince, très blanc et rond, révèle une nature alerte et vive de beaucoup de finesse.

Le cou large, bien développé, révèle la grande amoureuse. Le triple collier de Vénus appartient aux cous bien modelés d'épiderme doux et satiné, il dénote un tempérament très artiste et très féminin enclin aux plaisirs de la chair et à la recherche de la volupté. C'est le plus bel ornement du cou d'une femme. Il vaut les plus beaux colliers.

# Les bras.

☙

Avoir de beaux bras, y avez-vous songé, et si la nature vous a douées de cette beauté, savez-vous l'apprécier ? Qu'est-ce d'abord qu'un joli bras ? Doit-il être charnu ou mince, naître brusquement de l'épaule ou lentement s'en détacher ? Doit-il être robuste ou frêle ?

Le beau bras est celui qui naît épais de l'épaule et s'affine jusqu'au poignet, se renflant légèrement après le coude et s'arrondissant vers la main. — Le bras parfaitement cylindrique de l'épaule au coude et du coude au poignet n'est pas un beau bras. Le bras, à l'épaule, doit renforcer la carrure du buste et bénéficier de l'ampleur.

Le bras doit être ferme et charnu, d'une claire blancheur. Le bras mince du haut est laid, trop frêle et maigre, ne le montrez point, amassez sur lui les mousselines et les dentelles pour cacher sa pauvreté sous le flou des manches.

Le bras doit être vigoureux sans être athlétique, un bras musclé est pour une femme un peu contre nature. Certes, le biceps existera, faisant foi de résistance et de santé, mais il ne sera point apparent, sauf dans la contraction voulue. Un bras trop mou est peu séduisant et donne une apparence de mièvrerie et de manque de forces.

L'épiderme du bras doit être pur, pâle, à peine rosé, peu poilu, sauf quelques duvets légers qui existent à peu près chez toutes. Si vous avez les bras rouges, soignez-les, car c'est très commun, surtout si vous êtes un peu forte.

Un régime sérieux, des soins répétés peuvent corriger la nature et donner de beaux bras, continus dans leur ligne, réguliers, vigoureux et gracieux, de ton finement éclatant et sain, répondant en tous points aux désirs de beauté.

## Comment faire la toilette du bras.

✥

Tous les jours, lavez les bras à l'eau tiède et au savon simple de Marseille, lavez-les avec un torchon de toilette assez ferme. Rincez largement à l'eau froide puis baignez, durant quelques minutes, les bras dans une eau froide encore additionnée de quelques gouttes d'ammoniaque. Essuyez ensuite soigneusement et poudrez légèrement au talc.

Passez assez souvent les coudes à la pierre ponce puis à l'eau tiède fortement additionnée de sel de cuisine.

Prenez un soin extrême du dessous des bras. Savonnez-le bien tous les jours, baignez à l'eau alcaline. Surveillez les moindres rougeurs, séchez bien après les lavages avec de la bonne poudre d'iris.

Vous pouvez faire sur les bras des frictions au gant de crin humide d'un alcool parfumé : eau de cologne ou de lavande, vous pouvez aussi les faire avec un bon vinaigre de toilette un peu étendu d'eau.

La toilette du bras a une grande importance pour sa beauté. Je vous ferai peut-être sourire en vous disant qu'elle lui donne sa forme, et pourtant cela est la vérité, le bras nettoyé en une seule partie subit en cette partie un régulier massage qui l'affine et l'arrondit, le blanchit, l'assouplit alors que le reste demeure tel qu'il était.

Faites donc chaque jour une toilette parfaite et complète du bras afin de conserver sa forme régulière et harmonieuse.

Votre toilette terminée, rien ne vous empêche de faire de légères frictions avec de la glycérine mélangée d'eau de cologne et d'eau de roses.

Massez doucement et tapotez pour affermir les chairs. Ne portez jamais de manches serrées ni bracelets trop justes.

8.

# Comment blanchir les bras rouges.

❧

Je vous l'ai dit, le bras rouge n'est pas distingué, en général il est gras et cela ajoute à son apparence commune. Si vous avez les bras ainsi ne portez pas de manches transparentes, surtout blanches ; portez, si vous aimez vous dénuder pendant l'été, de doubles voilages foncés de ton : bleu marine, noir, vert foncé, marron, grenat. Vous ferez bien de faire les manches lâches et légèrement froncées, ne plaquant pas au bras pour ne pas le révéler.

Voici pour l'apparence.

Pour guérir ce défaut, vous ferez des onctions quotidiennes à l'huile de camomille camphrée. Vous ferez des massages, des frictions, afin d'établir la circulation vive et régulière. Vous laverez vos bras à l'eau très chaude puis vous laisserez couler sur eux ensuite de l'eau froide. Si possible vous ferez des douches locales froides et chaudes à l'aide du bock. Pour en provoquer la blancheur et l'entretien vous les enduirez chaque soir du mélange suivant :

| | |
|---|---|
| Glycérine | 100 grammes |
| Jus de citron | 50 — |
| Eau oxygénée | 25 — |
| Eau bouillie | 250 — |

Vous pourrez faire emplette d'un bon lait d'amandes, avec lequel vous compléterez les soins.

Si vous vous décolletez, je vous conseille le fard blanc liquide qui donne l'illusion vraie de l'épiderme et ne marque pas où l'on s'appuie. Pour plus de précaution portez la manche de fin tulle, c'est distingué et cela est aussi nu que le nu et toujours très nouveau et original.

## Contre les duvets des bras.

❦

Pour faire disparaître les duvets trop abondants qui déparent vos bras frais et ronds, faites chaque soir application d'eau de cologne étendue de quelques cuillerées d'eau oxygénée. Vos duvets blondiront, s'anémieront puis finiront par tomber.

Ne faites pas usage de dépilatoires en pommades, les graisses sont absorbées par l'épiderme et comme elles contiennent en dissolution des mordants, vous courriez le risque de vous brûler ou de provoquer sur vos bras des démangeaisons, des plaques de rougeurs, des dartres qui seraient plus laides que vos poils et qui, en outre, seraient douloureuses et peut-être longues à guérir. D'un petit ennui de coquetterie vous feriez une maladie et, qui sait, une infirmité.

Une pâte épaisse de farine de fèves détrempée dans une solution assez forte d'eau alcaline a du succès. Faites cette pâte tous les jours pour éviter qu'elle ne tourne.

La chaux vive très étendue et appliquée avec précaution. — L'eau sédative. — Le camphre en poudre mêlé à l'eau d'alun ont quelques effets.

| | |
|---|---|
| Sulfure d'arsenic . | 100 grammes |
| Talc . | 1.000 — |
| Chaux vive . | 100 — |

pulvérisés, mélangés, enfermés dans un flacon, puis mélangés par petites portions à de l'eau claire, forment un dépilatoire certain, mais un peu dangereux à cause des matières corrosives violentes y contenues. Je ne vous les conseille que si vous savez être prudentes, autrement ils donneront lieu à des accidents.

Laisser sécher puis enlever avec un canif ou un tampon d'ouate.

# Quelques recettes pour les bras.

✣

*Comment avoir d'aristocratiques attaches.* — Chacun sait que de fins poignets, point maigres, mais fondants et souples, sont le partage des natures distinguées; pour avoir les poignets fins, faites la nuit des compressions humides à l'aide de bandelettes de toile solide, pas trop serrées à cause de la circulation.

Massez journellement et circulairement vos poignets avec :

| | |
|---|---|
| Amandes pulvérisées . . . . . . | 500 grammes |
| Iris de Florence . . . . . . . . | 60 — |
| Glycérine . . . . . . . . . . . | 20 — |
| Farine de riz . . . . . . . . . | 50 — |

Vous aurez ainsi une bonne pâte d'amande. Vous pourrez faire des frictions en transformant cette pâte en lait; pour cela vous ajouterez tout simplement :

| | |
|---|---|
| Eau de roses . . . . . . . . . | 100 grammes |
| Eau de fleurs d'oranger . . . . . | 100 — |

En étendant encore ce lait avec de l'eau bouillie tiède vous aurez de quoi faire les compresses humides dont je vous parle plus haut.

*Comment empêcher les coudes de peler et de rougir.* — Il y a peu de jolis coudes, car nous avons toutes la mauvaise habitude de nous appuyer sans cesse dessus. Le pauvre coude est ainsi congestionné, très souvent l'épiderme en est rouge et plissé et un coude mignon lisse et rose c'est la rareté.

Pour avoir les coudes jolis, frictionnez-les souvent au sel gris pulvérisé grossièrement, baignez-les ensuite dans l'eau chaude, faites-leur des onctions avec de l'eau de cologne.

## La main.

❦

Les mains des petites femmes
    Sont admirables,
    En tout semblables
    A des oiseaux.
Elles agitent leurs doigts mignons et frêles
    Comme des ailes
    De passereaux.

. . . . . . . . . . .

    Les mains de femmes,
    Je le proclame,
    Sont des bijoux
    Dont je suis fou.

Ils chantent en mon esprit, ces vers légers que le chanson-
nier populaire détailla avec tant de finesse et d'à-propos. Et
l'image est très jolie et très vraie de ces menottes féminines
voltigeant alertes comme des ailes... des ailes roses.

Les mains sont de jolies ouvrières sans cesse en activité,
toujours en mouvement ; et combien est diverse la besogne
de cette menue partie de nous-même ! Pauvres menottes ! Il
en est qui les soignent, il en est, qui sont indifférentes, il
en est même qui les négligent. Pauvres jolies travailleuses
nous devrions avoir un vrai culte pour vous à qui nous devons tant ! Chaque jour nous contractons de nouvelles dettes
envers vos intelligents et infatigables services. Ah ! mesdames, songez à ce que sont vos petites mains fées, et vous
les aimerez et les soignerez avec grande vénération à l'égal de
ce visage si précieux qui vous coûte tant de soucis. Comptons-
nous donc pour rien le charme de nos mains, méprisons-nous
les louanges que leur beauté nous attire ?

## La main doit être jolie.

❦

La main doit être jolie, douce au toucher, fraîche d'épiderme, mince de forme, de jolie couleur, de nette étoffe, doucement grassouillette.

Une jolie main ne passe pas inaperçue, elle est une agréable surprise chez une femme ordinaire; elle est le complément naturel d'une élégante; elle est le charme discret d'une laide.

La main qui travaille comme celle qui paresse, flâne et caresse ont droit de même rang à la beauté. Si peu qu'elle s'occupe, la main est toujours active, et à cause de cela, elle est la partie de notre corps qui a le plus besoin de soins pour conserver sa beauté.

Ainsi que la femme désire une taille souple, fine, svelte, elle doit désirer une main fine, souple, svelte, gracieuse.

Le premier de vos devoirs est de ne jamais sortir sans gants, si petite que soit la sortie que vous ayez à faire. Le gant c'est une sorte de déférence rendue à la main, elle est parée pour le dehors ainsi que le corps et le visage.

Vos gants doivent être, de plus, commodes, non trop étroits ni trop épais, bien épouser la forme de la main et la garantir des rigueurs de la température lorsqu'il en est besoin.

Comment est une main jolie? Étroite, plus longue que large environ deux fois, peu épaisse; les doigts doivent être longs et sveltes, bien attachés et d'inégale longueur, le médius doit être le plus long, le pouce doit être à peu près de la mi-hauteur de l'index. La main doit être toujours blanche; le poignet qui l'attache au bras doit être rond et fin et laisser très peu paraître la bosse du radius.

## Soins des mains.

❦

Il faut se laver les mains matin et soir en général et il faut se laver les mains avant chaque repas et avant de sortir. En un mot il faut nettoyer ses mains avant ou après chaque besogne et chaque soin à apporter à notre corps : repas, ablutions, etc.

Pour laver les mains, il ne faut pas employer d'eau froide mais de l'eau tiède. Savonnez-vous soigneusement avec un savon doux à la glycérine, au goudron ou simplement de Marseille et rincez bien. Essuyez aussi avec précaution. Vous pouvez passer sur vos mains quelques gouttes de glycérine battue avec du jus de citron, après chaque lavage, cette habitude les rendra blanches et douces.

Je vous recommande d'essuyer vos mains soigneusement parce que les engelures, la peau rugueuse, toutes les petites misères de l'épiderme viennent assez souvent de cette négligence. On laisse sécher seule la peau mal essuyée, elle se fendille, rougit, devient laide.

Après chaque lavage du soir et du matin, prenez donc aussi l'habitude de vous masser les mains. Faites ce petit travail à l'huile d'amandes douces. Massez les doigts entre le pouce et l'index, en remontant de l'extrémité des doigts vers la paume ; vous faites ainsi le même mouvement que si vous glissiez vos gants. Faites de même pour le pouce. Pour masser la paume vous allez de la racine des doigts au poignet, toujours en vous servant de l'index et du pouce de l'autre main. L'huile camphrée est également bonne et adoucissante pour ces soins.

Le massage des mains fait céder la fatigue musculaire, conserve à l'épiderme son élasticité et sa fermeté, empêche l'envahissement de la graisse et guérit la maigreur

# Pour avoir les mains blanches.

❧

Employez d'abord pour nettoyer les mains du bon savon : au suc de laitue, au lait d'amandes, à la glycérine. Il paraît que les Américaines n'usent pas de savon pour se nettoyer les mains, mais les frottent avec de la farine de maïs mélangée à la glycérine, puis rincent à l'eau tiède. Ce procédé ne doit certes pas être mauvais, vous pouvez l'essayer, mais remplace-t-il vraiment le savon ?

Après vous être lavé les mains passez-les toujours à la vaseline ou bien à la glycérine et au jus de citron. Pour bien les sécher vous pouvez les poudrer avec de la poudre de riz bon marché.

Pour la nuit, portez des gants gras, rien ne vaut cela pour la blancheur de l'épiderme. On vend des gants tout préparés dans les magasins, mais il vous est facile de les préparer vous-même en induisant intérieurement des gants de peau larges et souples de vaseline blanche. Pour que vos mains soient parfaitement blanches, ayez deux paires de gants gras : l'une garnie de vaseline et l'autre de pâte d'amande mélangée avec un peu, très peu de miel. Alternativement vous mettrez les gants vaselinés et les gants à pâte. Le matin vous baignez vos mains dans une eau tiède où il y aura quelques cuillerées de la solution :

| | | |
|---|---|---|
| Alun | 100 | grammes |
| Eau de roses | 300 | — |
| Alcool à 90° | 100 | — |

Vous demeurerez dans le bain quelques minutes seulement vous sécherez à la serviette douce.

Évitez l'eau trop chaude et l'eau trop froide.

# Quelques petits conseils.

༄

*Contre la rougeur des mains.* — Si vos mains sont congestionnées prenez des bains de mains à l'eau très chaude coupée
de quelques cuillerées d'eau de cologne.

Ne vous lavez jamais les mains à l'eau froide. Lorsque vous
êtes pour sortir, lavez vos mains un bon quart d'heure avant de
gagner la rue ou attendez pour les nettoyer d'être rentrée.

Portez des gants larges, en fil l'été, en étoffe souple l'hiver.
Veillez à ce que vos manches aient des poignets aisés.

Massez souvent vos mains. — Portez-les de préférence en
l'air. Faites des frictions à l'alcool camphré. Portez des gants
gras enduits de pommade camphrée.

*Contre l'onglée.* — Plongez vos mains dans l'eau tiède, puis
à mesure que le sang revient, réchauffez l'eau jusqu'à au
moins 35°, demeurez cinq à six minutes dans ce bain. Ensuite
séchez et frictionnez à l'alcool camphré puis à l'huile de camomille, séchez et saupoudrez avec de l'amidon.

*Pour nettoyer les taches d'encre.* — Passez vos mains à la
pierre ponce ou au jus de citron.

*Pour nettoyer les mains très sales.* — Il peut arriver que
vous ayez à vous livrer à des travaux grossiers auxquels vous
n'êtes point habituée, travaux de ménage, de cuisine ou de
jardinage par exemple. Pour les nettoyer ensuite vous n'aurez
qu'à vous servir de savon minéral et de glycérine. Vous rincez
à l'eau tiède et vos mains redeviennent parfaites.

*Pour les taches de vernis.* — Frottez vos mains à l'essence
minérale, il en est de même pour la peinture ou le ripolin.

9

# Les ongles.

❧

C'est ce qu'il y a de plus joli et de plus difficile à entretenir dans la main. Les soins des ongles demandent de la patience, de l'attention, je pourrais même dire de l'art.

La femme aisée a la manucure pour veiller à cet entretien, mais la femme qui prend sur elle de soigner ses ongles, si elle veut les avoir jolis, aura un travail très minutieux à sa charge ; il lui faudra je ne sais combien d'instruments compliqués et d'onguents et de poudres et de méthodes : brosses, sécateur, lime, ciseaux courbes, curette, pierre ponce, polissoir, poudre, pâte, vernis, que sais-je encore !

Songez que de jolis ongles sont difficiles à obtenir, mais ils ont un si grand charme, roses, polis, transparents, précieux comme de fragiles coquillages, ils sont adorables sur la main blanche et fine, ils en font valoir la ligne et la pâleur, ils rehaussent l'éclat des bagues et des joyaux ; ils donnent un charme général au bras même. Ils ont un grand cachet d'élégance. Aussi la femme vraiment coquette soigne ses ongles et ne regarde point au mal qu'elle se donne pour arriver à les faire parfaits.

Vous faciliterez beaucoup le travail d'entretien des ongles en vous soignant bien les mains, en les lavant souvent, en portant des gants gras, en entretenant nettement votre épiderme, en massant vos doigts ; ainsi vous ferez disparaître déjà une foule de petits défauts du tour des ongles : petites peaux, gonflements, etc... Poncez régulièrement vos doigts. Frottez, après vous être lavé les mains matin et soir, vos ongles à la brosse à ongles humide et trempée dans la poudre de pierre ponce, vous nettoyerez parfaitement vos ongles sans les rayer, passez aussi souvent dessus un peu de citron.

# La toilette des ongles.

❧

Mettez dans une cuvette de l'eau tiède additionnée de quelques gouttes d'alcool, laissez tremper vos mains dix minutes dans cette eau.

Ensuite lavez-les en faisant beaucoup mousser le savon et brossez longuement les ongles.

La peau est amollie, tous les petits défauts visibles, les ongles attendris, les coins desserrés des chairs, vous allez pouvoir procéder plus facilement aux soins minutieux de la taille.

Les ongles et les mains séchés, taillez-les avec les ciseaux courbes, donnez aux ongles une belle forme en amande ronde, dégagez-les bien de la chair, limez et poncez cette dernière. Pour que l'ongle soit bien blanc à son extrémité et pour enlever les peaux qui nuisent à sa beauté, passez entre lui et le bout du doigt un petit tampon d'ouate hydrophile trempé dans l'eau oxygénée. Séchez et jetez un peu de poudre d'iris que vous enlevez aussitôt avec un autre tampon sec.

Repoussez les chairs du bas de l'ongle, dégagez à sa racine le petit croissant blanc, faites l'ongle le plus long, le plus svelte possible.

Ensuite passez à la poudre puis à la pâte rose et polissez longuement.

Quelques femmes mettent sur leurs ongles une sorte de vernis vendu dans le commerce. Faites bien attention en vous servant de ce produit, certains vernis font sur l'ongle un très bel effet, résistent aux lavages, durent plusieurs jours, mais ont à côté de ces avantages un inconvénient assez grave, ils rendent l'ongle cassant. Mieux vaut alors conserver ses vieilles habitudes et se donner un peu plus de mal, revenir à la poudre, à la pâte et au polissoir.

# Quelques conseils.

❧

*Pour enlever les taches blanches.* — On dit dans le peuple que les taches blanches révèlent les péchés que l'on a commis.

En tout cas, ces maudites petites taches enlèvent à la roseur de l'ongle toute sa beauté.

Pour les faire partir, trempez donc vos ongles dans de l'eau tiède d'alun additionnée d'un peu d'alcool camphré.

*Pour faire pousser les ongles.* — Limez-les délicatement tous les soirs, trempez-les dans l'eau de cologne puis mettez dessus et dedans de la bonne glycérine. Cela les fait pousser et les empêche aussi d'être cassants.

*Pour donner aux ongles une belle couleur rose.* — Frotter l'ongle avec de la poudre d'oxyde d'étain dans laquelle vous aurez ajouté de la poudre de carmin.

*Pour effacer les meurtrissures.* — Si vous vous êtes pincé le doigt et que votre ongle garde la marque de cet accident, baignez le bout du doigt dans une infusion tiède d'eau de plantin ou de scabieuse.

*Pour enlever la nicotine, le permanganate, etc.* — Avez-vous fumé ou bien vous êtes-vous servies de permanganate ou autres subtances colorantes qui ont déparé, sali le bout de vos jolis doigts ?

Préparez un petit bain avec :

> Bi-sulfite, une cuiller à bouche.
> Eau tiède, une demi-cuvette.

Demeurez quelques minutes et frottez, puis rincez à l'eau tiède nouvelle.

Pour rendre la douceur à l'épiderme, frottez au jus de citron.

# Quelques recettes.

❧

Si vos ongles sont mous et cassants, frictionnez-les souvent avec la pommade suivante :

| | | |
|---|---|---|
| Cire blanche . . . . . . . . . | 20 | grammes |
| Huile d'amandes amères . . . . . | 40 | — |
| Crème de tartre . . . . . . . . | 40 | — |
| Poudre d'alun. . . . . . . . . | 4 | — |
| Essence de citron . . . . . . . | 4 | — |

*Pour rendre vos ongles polis et brillants :*

| | | |
|---|---|---|
| Carmin en poudre . . . . . . . | 20 | grammes |
| Craie . . . . . . . . . . . | 10 | — |
| Glycérine . . . . . . . . . . | 2 | — |

*Pour avoir les ongles roses :*

| | | |
|---|---|---|
| Poudre d'oxyde d'étain . . . . . | 50 | grammes |
| Poudre de carmin . . . . . . . | 25 | — |
| Essence de Santal . . . . . . . | 4 | — |

*Autre :*

| | | |
|---|---|---|
| Cire vierge . . . . . . . . . . | 50 | grammes |
| Magnésie . . . . . . . . . . | 20 | — |
| Carmin . . . . . . . . . . . | 10 | — |
| Glycérine . . . . . . . . . . | 50 | |

*Pour guérir les envies :*

Ne les arrachez pas, mouillez à l'alcool camphré après les avoir coupées avec des ciseaux fins.

*Pour avoir les ongles transparents :*

| | | |
|---|---|---|
| Eau distillée . . . . . . . . . | 150 | grammes |
| Essence de citron . . . . . . . | 10 | — |
| Acide sulfurique . . . . . . . . | 10 | — |

# Le langage des ongles.

❧

Regardez les ongles d'un homme ou d'une femme et vous devinerez son caractère.

Les ongles carrés, larges, sont l'indice d'un caractère franc et ouvert.

Les ongles étroits, longs, recourbés, roses et solides décèlent une nature avide de gain, avare, querelleuse, égoïste et méchante.

Des ongles petits, plats et pâles sont la révélation de la fausseté, de la cupidité, du mensonge, de la trahison.

Des ongles rongés appartiennent à une nature jouisseuse, gourmande, vicieuse, aux idées arrêtées et ridicules.

Des ongles cassés, mal entretenus mais cependant propres, aux chairs déchirées, sont des ongles de nerveux, de travailleur intellectuel, de penseur.

Des ongles trop courbés, comme gonflés, révèlent la tuberculose.

La femme équilibrée et saine a les ongles bien arrondis en amandes, point trop pointus, bombés sans excès, sans étroits excès, de couleur rose. Ils sont bien détachés de la chair, la petite lune blanche de la racine est bien apparente.

Des ongles courts, roses, bien soignés appartiennent à une femme bête et menteuse. Ils sont en général avec une main molle et courte assez pâle.

Les ongles cassants sont, dit-on, le signe que l'on mourra jeune ; les ongles durs sont le contraire.

Les gens communs ont les ongles ternes et mal soignés.

Les savants déséquilibrés ont les ongles longs et sales.

L'artiste a un soin extrême de ses ongles.

## Pour les petits accidents.

❧

*Coupures*. — Si la coupure est peu grave, contentez-vous de laver largement à l'eau fraîche puis entourez d'une compresse de fine toile.

Pour une coupure faite avec du verre cassé, laissez saigner, baignez dans l'eau additionnée de sublimé, touchez légèrement à la teinture d'iode avant de bander la plaie.

Si le sang coule abondamment mettez sur la plaie bien lavée quelques gouttes de perchlorure de fer ou une solution d'ergotine. Mettez sur la coupure un peu d'amadou.

*Piqûres d'insectes*. — Pour les piqûres d'insectes, frottez la partie blessée avec un tampon d'ouate imbibée d'ammoniaque ou d'alcool camphré; pour empêcher l'enflure badigeonnez au collodion; s'il y a démangeaison appliquez plutôt de la pommade camphrée.

*Morsures*. — Si vous êtes mordue, faites saigner et au plus vite cautériser; si vous êtes loin de secours, cautérisez vous-même, ouvrez la plaie plus largement et appliquez de l'ammoniaque.

*Griffes d'épingles ou d'épines*. — Pour qu'elles ne marquent point baignez de suite dans l'eau fraîche vinaigrée, ensuite massez et tamponnez avec un linge chaud, puis frictionnez doucement à l'huile d'olive ou à la pommade de concombres.

*Contre la sueur des mains*. — Lavez souvent les mains, baignez-les dans l'eau très alcoolisée, frottez-les ensuite à la poudre d'alun.

Prenez des bains de vapeur locaux des mains en mettant vos mains recouvertes d'une épaisse couverture au-dessus d'une cuvette d'eau bouillante aromatisée à la menthe. Séchez, étendez sur les mains quelques gouttes de teinture de benjoin.

# Contre les brûlures.

❧

Les mains qui servent à tant de choses sont la partie du corps la plus exposée aux accidents. Parmi ces accidents les plus dangereux et douloureux sont les brûlures.

Il y a plusieurs sortes de brûlures selon qu'elles sont plus ou moins étendues ou profondes :

Il y a les brûlures au premier degré où l'on est simplement « échaudé », « chauffé », « chouqué », c'est-à-dire où il n'y a qu'un peu de rougeur sans ampoules ni gonflement, l'épiderme seul est intéressé. Pour enlever la douleur il suffit d'appliquer sur la brûlure un corps froid ou un liquide ; l'eau blanche est, en particulier, excellente.

Dans les brûlures au second degré il y a gonflement, ampoules pleines de sérosité, la douleur est déjà vive, l'épiderme est détruit.

Les brûlures au troisième degré sont celles très graves où la chair est carbonisée, détruite quelquefois jusqu'à l'os.

Pour ces deux dernières sortes de brûlures on pourra frotter les parties attaquées avec le baume suivant :

| | | |
|---|---|---|
| Huile d'olive . . . . . . . . | 100 grammes | |
| Vin rouge naturel . . . . . . | 200 | — |
| Racine de guimauve . . . . . . | 5 | — |

Faites cuire jusqu'à évaporation du vin, mettez en pot et conservez.

On étend ce mélange sur des compresses fines, on renouvelle toutes les deux heures. Cela enlève la douleur et guérit la brûlure sans laisser de cicatrice.

Pour atténuer vite l'excès de douleur des brûlures, trempez les blessures dans une dissolution d'alcool (1 l.), opium (60 gr.).

# Contre les maux du froid.

Les mains souffrent beaucoup du froid. C'est quelquefois notre faute si nous avons engelures, crevasses, gerçures, c'est que nous avons imparfaitement garanti nos mains ou que nous les avons négligemment essuyées après les lavages. Quoi qu'il en soit, ce sont des maux douloureux et gênants et lorsqu'ils sont là il faut chercher à les guérir.

Dès que vos mains sont irritées, gonflées, rouges, et vous démangent, lotionnez-les avec de l'eau tiède fortement additionnée d'eau blanche, appliquez de la glycérine, saupoudrez de poudre d'amidon. Portez des gants gras et le matin lavez les mains à l'eau tiède alunisée.

Si les gerçures sont déclarées et douloureuses, graissez vos mains avec :

| | |
|---|---|
| Glycérine . . . . . . . . . | 200 grammes |
| Eau de roses . . . . . . . . | 100 — |
| Huile camphrée. . . . . . . . | 100 — |

Entourez-les ainsi graissées de bandelettes de vraie toile.

Contre les engelures profondes et fort douloureuses je vous conseille de ne point mettre vos mains à l'eau froide et de ne point les exposer à l'air. Évitez aussi de les approcher du feu ; ne faites point de travaux rudes.

Appliquez chaque soir la pommade ci-après :

| | |
|---|---|
| Saindoux vrai. . . . . . . . | 500 grammes |
| Huile de camomille camphrée . . . | 50 — |
| Sureau . . . . . . . . . . | 10 — |
| Feuilles de noyer . . . . . . | 10 — |

La cire vierge et le baume du Pérou sont excellents.

**9.**

# Le pied.

❦

Le pied est la base de l'édifice humain. Beau petit pied cambré et blanc, pied de femme neigeux et rose et si vivant, quelle subtile poésie est en toi ! Et cependant... est-il beaucoup de jolis pieds ? La femme apporte-t-elle à cette partie de son corps un grand souci ?

Évidemment un joli pied doit être l'attribut d'une femme élégante. Pourtant combien de femmes jolies et élégantes n'ont pas de pieds avouables !

On a voulu lancer une mode grecque du pied nu dans la sandale souple. C'était osé et sans doute impossible à adopter et à suivre ; mais quand même en toutes excentricités, même les plus gênantes, il y a eu des adeptes, de hardies essayeuses ; pour la nudité du pied il y en eut juste une et personne même n'osa la critiquer. Je suis certaine que cette réserve n'était ni de la peur, ni de la pudeur, mais de l'impossibilité toute simple. On ne critiqua pas par esprit de prudence, de crainte que la phrase effarante ne sortît d'une bouche : « Vous trouvez cela osé parce que vous ne pouvez pas oser. »

Ne disant rien on ne craignit aucune mise en défi et la mode est doucement rentrée dans le passé et l'oubli, et le pied dans la chaussure, bien abrité par le bas.

Le pied avouable est rare. Le mode crée de jolies chaussures qui abîment le pied. Il est, le pauvre esclave, bossu, recroquevillé, tourné, contourné dans une étroite et somptueuse prison. Il est congestionné, affaissé, souffrant, il n'a pas de maintien, il n'a plus de forme. La femme stoïque s'appuie sur cette base torturée. C'est un crime de lèse-beauté, petite madame ; mais à quoi bon vous crier gare, vous êtes l'obéissante esclave de la mode !

# Le joli pied.

❧

Le joli pied est fin, étroit sans être maigre, un pied maigre est bien laid; il doit être cambré, nerveux, finement attaché à la jambe.

La marche, la station debout fatiguent le pied, l'affaissent lui font perdre sa jolie ligne et sa grande souplesse.

Pour avoir un pied confortable, portez toujours des souliers à tiges montantes. Je ne sais rien de plus sot que cette habitude qu'ont prise certaines femmes de ne plus porter que de fragiles souliers découverts. Elles s'épaississent de gaîté de cœur la cheville et aplatissent le cou-de-pied. La cheville, le bas de jambe doivent être maintenus; le pied doit être à l'aise dans une chaussure douce, souple, de cuir ou d'étoffe protectrice.

On peut suivre la mode, mais de manière judicieuse, en choisissant intelligemment la forme de chaussure allant au pied. D'ailleurs la mode a beaucoup de ressources et seules, les coquettes écervelées s'abîment le pied faute de savoir juger ce qui leur nuit ou ce qui leur sied.

Ne portez pas de talons trop plats, ils vous entraînent à crisper les doigts et à les relever par équilibre.

Ne portez pas non plus de talons trop hauts, le contraire se produit, les doigts se contractent et se recroquevillent, tout le pied descend en avant et se congestionne, sans compter que les talons hauts sont un grand danger pour l'équilibre des organes abdominaux.

Ne portez pas des souliers décolletés, par habitude vous vous épaissirez le pied; ce soulier est seulement permis aux personnes très minces : si leur pied épaissit, c'est tant mieux.

Que votre chaussure ne soit pas trop fine, ni trop dure afin qu'elle vous permette la marche.

# La toilette du pied.

❧

La question de la chaussure, question principale d'ailleurs, ainsi vidée et mise à part, songez maintenant à une autre question qui a dans la beauté du pied une grande importance, je veux parler de l'hygiène.

Matin et soir il faut soigner les pieds ainsi que l'on soigne la figure et les mains, c'est seulement à cette condition que l'on leur conservera la beauté, c'est-à-dire leur blancheur, leur souplesse, leur harmonie de contours.

Un pied bien soigné a le charme d'une jolie main, la toilette du pied est plus compliquée et plus longue que celle de la main, elle est plus difficile. Peu la pratiquent. On se contente de soins d'hygiène. Quant à la coquetterie, on la néglige généralement pour le pied.

Tous les soirs et tous les matins, passez sur vos pieds une serviette trempée dans l'eau de cologne. Chaque semaine prenez un long bain local savonneux à l'eau chaude, durant vingt minutes. — Chaque jour poncez vos talons, vos dessous de pied, vos doigts auprès des ongles. — Nettoyez minutieusement entre les doigts avec des tampons d'ouate hydrophile imbibés d'alcool. Ensuite massez le pied avec de l'huile douce mélangée de quelques gouttes d'essence de roses. Séchez bien et poudrez à la poudre d'iris. Taillez et polissez vos ongles. Pour bien les nettoyer sans les rayer vous pouvez les frotter à la poudre de pierre ponce. Humectez-les d'eau de cologne, essuyez, poudrez et passez le polissoir.

Chaque fois que vous avez fait une marche fatigante, prenez un bain de pied alcoolisé ou alcalin, demeurez le pied nu et libre, sur des coussins, quelques moments après le bain. Ne vous rechaussez pas de suite, vous feriez gonfler le pied.

# Bains de pieds.

❦

Pour les pieds fatigués prenez un bain local d'eau tiède dans laquelle vous aurez mis plusieurs cuillerées du mélange suivant :

| | |
|---|---|
| Alcool à 90° . . . . . . . . . | 100 grammes |
| Alcoolat de sauge . . . . . . . | 20 — |
| Teinture de benjoin. . . . . . . | 20 — |

Vous aurez un bain tonifiant et délicieux.

Pour les pieds sensibles et faibles vous mélangerez à l'eau du bain un kilogramme de sel de cuisine, c'est fortifiant et très sain.

Pour les douleurs de tête, les congestions, on préconise souvent le bain de pied sinapisé. Voici comment il se prépare :

Dans un seau d'eau environ, on met 130 grammes de farine de moutarde.

N'en abusez pas car vous auriez de vilains pieds rouges et gonflés.

La température du bain sinapisé doit être de trente degrés, pas plus. Durant l'immersion, il faut mettre sur le récipient un linge assez épais pour garder la chaleur.

Ces bains peuvent se donner également au sel, au vinaigre, à la cendre de bois, à l'eau sédative. Ce sont des résolutifs, destinés à attirer le sang vers les extrémités lorsque celui-ci se porte avec abondance à la tête ou à la poitrine et peut causer des accidents.

Pour les coquettes, voici un bain de pied aromatique très sain : eau chaude (5 l.), sauge, mélilot, menthe (100 gr.) de chaque.

# Les ongles du pied.

Les ongles du pied exigent un grand soin, non seulement pour la beauté du pied, mais encore pour sa santé, car les ongles mal soignés entraînent nombre d'infirmités douloureuses.

Les ongles du pied ne se taillent point en amande comme ceux de la main, ils ne s'arrondissent pas. On les coupe carrés. Ne les coupez pas trop courts pour éviter l'envahissement de la chair qui ensuite se froisse, se resserre, englobe l'ongle et crée les désagréables et douloureux ongles incarnés.

Quand vous procédez à la toilette des ongles du pied, passez entre l'ongle et la chair une petite lime ou même un petit bout de bois de buis rond enveloppé de coton hydrophile, vous éviterez ainsi de déchirer sous l'ongle les chairs délicates ; ces petites écorchures et déchirements minimes en eux-mêmes causent parfois des complications : à cause des fatigues du pied, de la compression des chaussures, de la chaleur, du poids du corps, le moindre bobo se congestionne et s'envenime très vite et les maux du pied sont gênants et longs à guérir.

Comme pour les ongles des mains, dégagez bien l'ongle des petites peaux qui la recouvrent, mettez à nu la petite lune blanche.

Avant de procéder à la toilette des ongles, faites baigner dix minutes vos pieds dans une eau tiède alcoolisée afin d'amollir les chairs et de pouvoir facilement les refouler et les poncer.

Pour avoir de jolis ongles de pied, étendez après les avoir soigneusement taillés, dégagés, poncés, un onguent spécial sur leur surface, puis passez une poudre à polir et polissez vigoureusement au polissoir. Ce travail est assez fatigant, vu la position qui exige une grande habitude et beaucoup de souplesse.

# Les misères du pied.

❧

*Ongle incarné.* — C'est l'ongle rentré, coincé dans les chairs, petit accident gênant, douloureux, qui peut même rendre la marche impossible.

Pris au début, il suffit pour le guérir de couper le morceau d'ongle qui est pris dans la chair, de le soulever en plaçant entre elle et lui un peu d'amadou ou de coton, puis de gratter pour user l'ongle jusqu'à la chair.

On isole l'ongle, qui repousse au-dessus de la chair et non dedans.

Plus avancé, on arrache l'ongle qui menace d'ulcérer.

Quand il y a ulcération, on guérit d'abord celle-ci par la cautérisation, puis on procède soit comme pris au début soit par l'arrachement. — Cet arrachement est indolore car on anesthésie le patient localement ou d'une manière complète, selon la rigueur de l'opération.

Voyez à quoi peut conduire la négligence et le manque de soins éclairés et réguliers.

*Cors, durillons, œils-de-perdrix, etc.* — Ce sont les infirmités dues à la chaussure.

La principale est le cor, qui s'enfonce comme un clou aigu dans la chair et cause de lancinantes, d'intolérables douleurs.

Ne coupez pas vos cors au rasoir, c'est très dangereux, vous pouvez provoquer une hémorragie grave, peut-être mortelle. Baignez longuement les pieds, mettez chaque jour de la teinture d'iode, usez à la pierre ponce et déracinez avec des ciseaux. — Si cette manière ne vous réussit pas, il faut aller vous faire opérer par un pédicure.

Même méthode pour durillons et œils-de-perdrix.

Je vous conseille de ne pas négliger ces petites infirmités.

# La transpiration des pieds.

❦

C'est une infirmité gênante, malsaine et souvent doulou-reuse ; rarement elle atteint les femmes, mais comme les maux ne choisissent point leurs victimes, peut-être est-il utile d'en parler ici. Ce ne sera en tout cas point perdu, car chacune pourra, de ce fait, donner un bon conseil à quelque malheu-reux intéressé.

La principale précaution est l'habitude des grands bains al-coolisés froids ou très peu tièdes, juste pour ne pas saisir trop.

Frictions à l'alun, au sel gris, à l'alcool à 90°.

Un remède assez simple et qui, paraît-il, réussit parfaitement, consiste à s'essuyer les pieds chaque matin, au sortir du lit, avec un linge très sec, puis à les lotionner abondamment avec une éponge imbibée d'eau-de-vie.

On peut aussi se lotionner chaque soir les pieds avec de l'eau tiède dans laquelle on aura mis du formol, deux à trois cuillerées à bouche par litre d'eau. On laissera sécher sans es-suyer.

Ce remède est infaillible. Il n'a qu'un inconvénient en son exécution : l'exécrable et gênante odeur du formol.

Avant de se chausser, on saupoudrera les pieds avec du talc de Gênes ou de la poudre fine d'iris.

Si les pieds sont entamés on pourra, avant de commencer les lotions à l'alcool et au formol, et après le bain journalier à l'eau fraîche alcoolisée, frictionner les pieds avec de la glycé-rine dans laquelle on aura mélangé de l'essence de lavande et du bi-borax.

Il y a des dit-on populaires qui font courir des bruits de dan-ger sur la suppression de la sueur des pieds. N'y croyez point, ce sont des sottises.

## Petits conseils.

✤

*Contre les ampoules.* — Votre bas fait un petit pli, vous marchez quand même, l'épiderme s'irrite puis se soulève comme sous une brûlure, c'est l'ampoule. Mal soignée elle peut faire une petite plaie gênante et douloureuse.

Ne coupez point la peau. Piquez avec une longue aiguille et videz l'ampoule en pressant avec les doigts, prenez un bain de pied alcoolisé. Ensuite bandez l'ampoule avec une bande de toile où vous aurez étendu un peu de pommade camphrée.

Le lendemain séchez avec de l'amidon et du talc. Si la douleur se fait sentir de nouveau à la marche, frictionnez à l'alcool camphré. Cousez dans votre bas une petite pièce de toile et posez entre elle et le bas un peu d'ouate pour amortir le frottement de la chaussure. Portez des chaussures larges tant que durera le petit bobo, de crainte de l'envenimer.

*Contre la fatigue.* — Les pieds sont quelquefois très douloureux après une longue marche, une longue station debout, quand on a dansé, etc... Pour apaiser les douleurs, déchaussez-vous, mettez de larges chaussons, posez vos pieds sur une chaise ou des coussins. Si les douleurs ne cessent point, baignez vos pieds dans une eau tiède où vous aurez jeté une cuiller à bouche d'ammoniaque liquide, cette quantité est pour un bain de pied de cinq litres.

*Contre le froid.* — Certaines personnes ont une tendance à avoir très souvent les pieds froids, surtout au lit et lorsqu'elles sont assises. C'est un défaut de circulation. A tout prix, il faut établir régulièrement celle-ci. Vous le ferez en prenant souvent des bains de pied froids aussitôt suivis de vigoureuses frictions à l'alcool camphré. Évitez l'usage des chaussures fourrées, des bas de laine, des chaufferettes, des lits bassinés.

# Ce que signifie notre pied.

❦

Selon qu'il est maigre ou gras, trapu ou svelte, plat ou cambré, le pied a sa signification tout comme la main. Il indique la race et le caractère.

Les Espagnoles, indolentes, coquettes, de sang fier et ardent, ont le pied large, gras, court et cambré. Le pied de Sévillanes est célèbre pour sa joliesse et sa blancheur.

L'Anglaise a le pied fort, large et plat, révélant une nature équilibrée, saine, hasardeuse et un peu froide.

La Française a le pied moyen, étroit, peu gras, cambré très ordinairement. C'est le pied d'une femme coquette, gracieuse, intelligente, de tempérament charmant et de caractère aimable.

L'Italienne a le pied petit et plat.

L'Arabe a le pied long, mince, nerveux, révélant une nature ondoyante et diverse, un amour des aventures et des voyages.

La Russe a le pied gras et fort.

L'Orientale a le pied fin, court, cambré, délicatement attaché à la jambe. La Turque a le pied fragile.

Le pied gras et blanc, court et cambré révèle donc la sensualité et la mollesse.

Le pied mince est à une nature nerveuse.

Le pied plat appartient aux tempéraments froids.

Le pied fin est aux natures élégantes et rêveuses, timides.

# La jambe.

Une jolie jambe est l'incontestable parure d'une femme. Puissante, charnue à sa naissance, elle va s'affinant jusqu'à la rondeur du genou, elle se rétrécit puis s'enfle harmonieusement pour délicatement finir à la cheville.

Elle est le pilier du corps dont le pied est la base.

Assise, une femme parfaite appuyée sur la partie la plus riche des jambes, la cuisse, doit remplir parfaitement la surface d'une chaise ordinaire.

La cuisse pour être jolie naît insensiblement des hanches et diminue très doucement en allant vers le genou. Elle doit être légèrement fuselée.

Une cuisse maigre, plate, cylindrique, est laide et se distingue raide et pauvre sous la jupe. La jolie cuisse est dodue et blanche, ronde et ferme ; la puissance musculaire est dissimulée sous l'opulence de la chair ; sous la robe, la cuisse harmonieuse et pleine se dessine et attire le regard admiratif des connaisseurs en matière d'esthétique. Rien n'est séduisant et suggestif comme le dessin sous l'étoffe d'une cuisse charnue et saine.

Le genou, qui fait suite à la cuisse, doit être rond et dissimuler l'os qui lui donne sa forme. Il doit être lisse et blanc.

Au-dessous du genou la jambe s'amincit puis se gonfle au mollet, qui se cambre solide et fier sous le bas bien tiré.

Le mollet doit être rond, ferme, assez haut, assez fort, bien roulé, et se terminer doucement et finement à la cheville ; c'est une tige gracieuse et souple qui supporte harmonieusement la silhouette féminine.

# Comment protéger la jambe.

❧

La jambe est minutieusement vêtue depuis sa naissance. Le pantalon ou le maillot la couvre des hanches au genou puis depuis la moitié de la cuisse jusqu'au pied qu'il vêt également, c'est le bas soyeux et souple épousant exactement les formes et les révélant.

Autrefois on portait au-dessus du genou les jarretières. C'était un ornement fort gracieux très souvent, de caoutchouc orné de rubans affectant les jolies formes de fleurs, de choux, de nœuds, de teintes fraîches harmonisées avec celle des bas et des dessous. Mais cet ornement avait le défaut de congestionner la jambe, de la meurtrir en empêchant la circulation, il arrivait que des jarretières trop serrées déformaient et causaient des accidents circulatoires.

On les a remplacées par les jarretelles de ruban ou de caoutchouc tenant au corset. Avec elles, le bas est toujours bien tiré et la circulation ne souffre aucunement.

Depuis quelques années on tend à remplacer le joli pantalon de batiste aux envols capiteux et légers par la culotte stricte serrée au genou et de tissu jersey ou soie ou coton. Cette culotte est fermée. Commode et même nécessaire pour le sport et les grands froids, je ne vous la conseille pas autrement, le pantalon blanc à dentelles et à légers volants est bien plus joli, seyant, et charme plutôt que cette sévère enveloppe close. On en fait en très jolies teintes assorties au costume. C'est original.

Mais le vrai vêtement de la jambe, c'est le bas. Le plus joli est le bas noir qui va avec tous les genres de costumes. L'été le bas de fil; l'hiver le bas de fine laine ou de soie plus épaisse. L'été le bas blanc ou le bas de couleur assortie au costume.

# Les soins de la jambe.

꙳

Malgré qu'elle soit protégée contre l'air du dehors, la jambe subit quand même les atteintes de la poussière et des impuretés ambiantes, aussi doit-elle être précautionneusement soignée.

Baignez les jambes à l'eau fraîche et savonnez-les souvent à l'eau tiède. Vous pouvez, si vous pensez que cela est nécessaire, faire des frictions à l'alcool de lavande ou à l'eau de cologne, mais n'en abusez pas, c'est inutile ou presque. Massez peu les jambes, ou si vous le faites, procédez-y avec adresse : un massage maladroit peut être nuisible à la beauté des lignes.

Frictionnez les jambes avec un bon savon adoucissant à la glycérine, au suc de laitue, au goudron, au lait d'amandes. Poncez-les légèrement si vous avez tendance à avoir les pores en chair de poule. Chaque soir, en vous couchant, après les soins d'hygiène, lotionnez vos jambes avec :

| | |
|---|---|
| Lait d'iris . . . . . . . . . . | 5 cuillerées |
| Eau de roses . . . . . . . . . | 2 — |
| Glycérine . . . . . . . . . . | 1/2 — |

Laissez sécher sans essuyer, puis poudrez à la poudre d'amidon. Vous entretiendrez ainsi la douceur des chairs et leur blancheur rosée.

Veillez à ce que vos genoux soient bien ronds et polis. Pour cela évitez de les fatiguer, ne vous mettez point souvent dans la station agenouillée ; poncez-les légèrement et mettez ensuite un peu de glycérine coupée d'eau de roses. L'huile d'amandes douces est aussi excellente pour la beauté des jambes. Je vous recommande de fréquentes frictions avec elle, vous vous en trouverez très bien.

# Les petites misères des jambes.

❧

Vos jambes sont-elles envahies par la graisse? Faites des frictions avec :

Glycérine . . . . . . . . . . 100 grammes
Iode . . . . . . . . . . . 20 —

Dès que vous constaterez l'amaigrissement, prenez des bains très frais et lotionnez avec de l'eau d'alun ou de borax afin que vos chairs conservent leur fermeté et resserrent leurs pores distendus par l'envahissement puis le départ de la graisse.

Vos jambes sont-elles maigres ? Faites des mouvements de gymnastique, marchez beaucoup. Il faut absolument que vous développiez les muscles : sautez, dansez, servez-vous amplement de vos jambes. La bicyclette est un excellent développeur.

*Les varices.* — Lorsque les jambes sont fatiguées, congestionnées, les vaisseaux sanguins qui les parcourent se dilatent et les varices naissent. Elles sont plus ou moins apparentes et douloureuses, il ne faut jamais les négliger.

Pour éviter la naissance des varices ne congestionnez pas la jambe, ne portez pas la jarretière, pas de bas trop serré, pas de corset trop juste qui attire la congestion dans les parties basses.

Quand vous subissez votre crise mensuelle, ne faites point de longues marches, évitez les fatigues. Quand les varices sont déclarées portez des bas pour empêcher la continuation et l'aggravation du mal. Ni onguents, ni lotions, rien n'y fait.

*Les poils.* — Quand ils sont trop longs et trop nombreux vous pouvez essayer un dépilatoire, mais soyez prudentes.

# LE CABINET DE TOILETTE

❧

Tous les petits conseils que nous venons de vous donner, toutes les petites confidences que nous venons d'échanger ont un domaine unique et charmant, c'est le cabinet de toilette.

Le cabinet de toilette, c'est le refuge de la femme, c'est son confessionnal, c'est là où elle est elle-même franche et nue devant son conseil et son muet et inexorable confident : le miroir.

C'est dans le cabinet de toilette que la femme se pare pour la vie journalière, c'est le laboratoire de sa beauté.

Le cabinet de toilette connaît ses souffrances et ses espoirs, c'est là qu'elle constate les ravages du temps, c'est là aussi qu'elle s'assure de sa beauté et de son charme.

Dans ce petit refuge la femme ne ment pas, elle laisse à la porte l'indulgence, l'amour-propre, elle ouvre largement des yeux qui veulent voir, elle doit tout connaître, tout comprendre, tout savoir, tout voir pour en tirer besogne utile.

Nous allons donc parler du cabinet de toilette pour faire suite à cette partie si passionnante de l'hygiène et de la beauté

féminine, à ces chapitres si intéressants et pleins de petits secrets précieux et de confidences sur le visage, la chevelure, le
corps, tout nous-même, toute notre personne fringante, curieuse, experte et avide d'être jeune et de plaire.

Le cabinet de toilette terminera tout gentiment cette première partie du livre si féminin, conseiller et confident qui
s'est efforcé d'être clair et sévère, ce qu'il faut pour être utile et
juste.

Vous causerons donc avec plaisir du mystérieux et charmant laboratoire où seule la femme pénètre et élabore mille
petits secrets dans la plus stricte intimité.

## Organisation du cabinet de toilette.

Toutes les femmes n'ont pas une position de fortune leur permettant d'avoir un cabinet de toilette, une salle de bain agencés selon le dernier cri de la mode, du confort et de l'élégance. Celles-là sont les heureuses, les douées de la fortune et je ne m'occupe point d'elles. Habituées à vivre dans le luxe, elles le connaissent et s'y meuvent avec aisance et harmonie. Tapissiers et domestiques obéissent à tous ses caprices et savent en faire des merveilles.

Mais quel que soit son budget, sa position sociale, une femme est femme et par conséquent adroite, coquette; elle sait toujours organiser avec un goût très discret, très féminin un coin du *home* qui sera à elle, un petit refuge intime consacré à sa beauté, au culte d'elle et de son charme.

Dans tous les appartements modernes on trouve une pièce spéciale agencée en cabinet de toilette, il y a une glace, un lavabo avec arrivée d'eau chaude et froide. Parfois la baignoire est aussi là. L'ensemble est commode mais froid, sans intimité. A vous, mesdames, d'y mettre la main pour en faire un coin aimable.

Souvent, il n'y a pas de cabinet de toilette, et les locataires doivent eux-mêmes choisir une petite chambre ou un cabinet parfois obscur pour en faire la pièce réservée à la toilette.

D'autres fois, l'appartement exigu ou mal disposé n'a pas même une pièce où l'on puisse se retirer pour procéder aux soins du corps, il faut alors prélever sur la chambre à coucher un espace que l'on abritera derrière un paravent. Votre goût et vos ressources de femmes intelligentes pourvoiront à tout, même aux oublis impardonnables d'un architecte.

10

# Cabinet de toilette bourgeois.

❧

C'est celui que vous trouvez tout agencé : une petite pièce sombre ou claire garnie d'un lavabo, d'une baignoire, de glaces, d'un parquet carrelé. Tel qu'il est là, c'est pour la ville, et surtout pour la grande ville, croyez-le, une vraie richesse, sachez en tirer parti.

Est-il sombre ? Faites-y installer la lumière à profusion, électricité si vous pouvez l'avoir dans la maison, gaz que vous avez partout. Auriez-vous la mauvaise chance de ne point avoir le gaz, installez de hautes et confortables lampes à pétrole.

La lumière est, voyez-vous, le principal élément, la première qualité nécessaire au cabinet de toilette.

Ensuite, ce sont les glaces qui mettent elles-mêmes de la gaîté et de la lumière. Il faut avoir un système de glaces vous permettant de vous mirer en tous sens. Le grand miroir à trois faces sera bien là. On en trouve dans tous les magasins, et pour une petite bourgeoise, il ne représente pas une énorme dépense, ni surtout les services qu'il rend et le petit air très chic qu'il donne au cabinet de toilette.

Si votre cabinet est petit, contentez-vous de l'installation existante, l'A B C du confort. Mettez simplement un peu de féminité çà et là pour adoucir la note un peu stricte du lieu.

Si votre cabinet de toilette est confortable, vous en ferez un vrai petit boudoir, vous y installerez le divan ou la chaise longue, les coussins moelleux, les petits meubles aimés, quelques œuvres d'art préférées et surtout alors des fleurs naturelles et des plantes vertes. Que ce soit un refuge fleuri et gai, une véritable oasis fraîche dans l'appartement, un sanctuaire charmant.

## Le cabinet de toilette improvisé.

⋘⋙

Vous voici dans votre nouvel appartement ; il n'y a pas de cabinet de toilette installé, mais il y a un cabinet de débarras clair ou un large couloir entre deux chambres ou même un cabinet noir. C'est en un de ces coins que vous installerez, que vous créerez le cabinet de toilette.

Dans le cabinet clair vous mettrez un lavabo, une table de bois à tablettes supérieures, à tiroirs et recouverte de marbre blanc. Vous y installerez tous vos petits flacons de verre ou de porcelaine, vos petites boîtes, vos ustensiles de toilette.

Sous la table vous dissimulerez le broc, le seau. Vous avez peut-être un meuble fermé comme un placard, un lavabo anglais. Vous avez raison, c'est commode et correct, dans cette sorte d'armoire, tout se dissimule aisément. Si au contraire vous avez une simple table de bois recouverte de marbre, vous établirez autour d'elle un joli rideau froncé, qui cachera les pieds et la tablette inférieure. Ce rideau sera une garniture que vous pourrez rendre coquette à volonté en le créant en mousseline à transparent clair, en le garnissant de dentelles et de rubans.

Sur le marbre vous mettrez une dentelle ou un dessous brodé. — Autour de la glace, si elle est un peu défraîchie ou trop simple, vous pourrez y enrouler de la mousseline égayée d'un peu de fleurs artificielles, très peu pour que cela soit coquet sans lourdeur.

Vos petits flacons bien brillants feront une garniture scintillante. — Devant la table sera un tapis de linonéum ou de tissu-éponge ne craignant point l'eau. Ce tapis, vous l'assortirez, autant que faire se peut, au rideau du lavabo. — Le papier qui tapissera le petit réduit devra aussi s'assortir à l'ensemble.

# Dans la chambre à coucher.

☙

N'avez-vous ni cabinet de débarras, ni petite chambre, ni couloir large, ni cabinet noir ? il faut installer alors le cabinet de toilette dans un coin de la chambre à coucher. Si cette chambre possédait un placard et que vous puissiez le sacrifier à cet office, employez le placard à la confection du cabinet, ce sera de la place gagnée et vous pouvez en faire un arrangement original et fort coquet.

*Dans un placard.* — Tapissez tout le fond du placard d'étoffe voyante, rouge de préférence ; mettez au fond et de chaque côté des glaces, intallez à bonne hauteur une planche épaisse et solide que vous recouvrirez d'une bonne et épaisse toile cirée. — Vous la garnirez d'un joli dessus brodé ou de dentelle. Devant la planche vous tendrez un joli rideau plissé de même étoffe que le fond, vous le recouvrirez de dentelle blanche ou de mousseline à pois dite « plumetis »; derrière ce rideau seront les brocs, les seaux, le bidet, le bock. — Sur la planche prendront place les flacons et la cuvette, le pot à eau, les boîtes à poudre, etc...

Vous pourrez installer aussi des planchettes de verre soutenues par des rubans.

Le placard fermé, il n'y aura dans votre chambre aucune trace de cabinet de toilette. — Ouvert, ce sera une gentille boîte à surprise toute coquette, parfumée et froufroutante.

*Dans un coin de la chambre.* — Vous installerez votre table, mais vous mettrez derrière, jusque sous la glace, un haut rideau plissé de même étoffe que celui qui entourera la table, cela pour garantir le mur d'éclaboussures d'eau laides et sales.

Devant la table un large tapis pour garantir le tapis de la chambre.

## Les qualités du cabinet de toilette.

❧

Ceci est pour celles qui peuvent agir selon les règles de l'hygiène et du confort et n'ont point à se contenter d'un malheureux placard, d'un coin rogné sur la chambre à coucher, d'un cabinet noir, d'un bout de couloir, d'une chambre incommode et inutilisable pour l'ameublement.

Je m'adresse donc aux citadines heureuses ou aux provinciales, car en province on est plus aisément logé, les pièces sont vastes, et claires et on peut, avec un bon goût féminin, s'installer fort convenablement.

Quelles sont les qualités que doit posséder le cabinet de toilette ? Il doit être :

*Clair*. — La lumière doit y entrer à profusion et si ce n'est point la lumière du jour, ce doit au moins être la clarté artificielle : électricité, gaz, acétylène ou lampes bien comprises et commodes.

*Spacieux*. — Il faut pouvoir y évoluer sans gêne, sans contrainte, pouvoir y loger tous les ustensiles nécessaires à la toilette, et Dieu sait s'ils sont en nombre. Le cabinet de toilette vraiment bien agencé doit contenir, outre le lavabo, une chaise longue, des chaises basses et les armoires à linge et à costumes.

*Gai*. — Oh oui ! gai, acccueillant, joli, jeune, blanc, tout blanc ou de nuance claire et vive.

*Coquet*. — Puisque c'est votre *home*, à vous, votre coin mystérieux, faites en sorte que tous vos goûts, toute votre grâce de femme y soient révélés.

*Pratique*. — Le luxe que vous y déploierez ne devra pas être gênant, il n'y aura que des meubles utiles et confortables, chaque objet y aura son affectation précise.

10.

# Hygiène.

❧

Outre ces qualités, il devra en avoir une plus grande encore et supérieure à toutes : il sera hygiénique, c'est-à-dire parfaitement sain.

Oui, me direz-vous, pour les heureuses, les fortunées, les provinciales, les bourgeoises, bien installées, une telle recommandation se comprend, et la suivre leur est facile; mais nous, les butineuses, les chercheuses de racoins et de combinaisons, que ferons-nous ? — C'est justement à vous que je m'adresse, dames pressées et charmantes.

Quand le cabinet de toilette est confortablement installé, bien aéré, que l'eau y circule abondamment, qu'elle en est chassée facilement, mécaniquement, le dernier mot de l'hygiène est dit, car l'hygiène du cabinet de toilette comporte ceci : aération et propreté.

Vous qui avez installé votre cabinet de toilette dans un placard, vous qui l'avez dans un cabinet noir, dans un couloir, dans votre chambre, sachez aérer largement après votre toilette, faites disparaître l'odeur des savons, des eaux, des vinaigres, des onguents, des parfums. Établissez des courants d'air bien compris.

Videz bien soigneusement l'eau de vos ablutions; ne laissez pas séjourner d'eau sale dans les ustensiles et les seaux. Nettoyez bien ces ustensiles tous les jours. Versez-y toujours un peu d'eau sédative ou de sublimé que vous arrosez d'eau tiède et que vous asséchez parfaitement.

Chaque semaine lavez tous les récipients de toilette à l'eau très chaude savonneuse et alcoolisée et rincez-les dans une solution d'essence de lavande.

Ne laissez pas séjourner de linges sales ni trop humides.

## Les ustensiles du cabinet de toilette.

❧

Le meuble principal est le lavabo. Choisissez-le confortable. Si votre position de fortune le permet, préférez à la table ouverte, le lavabo fermé à deux portes et à cuvette à renversement se vidant dans un seau placé sous elle et dissimulé par les portes. Même si vous n'avez point l'écoulement de l'eau cette manière d'écoulement est commode, mais il faut que le seau soit vaste afin que la toilette complète puisse se faire sans avoir besoin de le vider plusieurs fois.

Si vous ne pouvez faire acquisition du lavabo (80 francs à 100 francs), choisissez la table ouverte avec une planchette dessous, des tiroirs glissant bien, un dessus en marbre et des tablettes également en marbre. Faites achat d'une large et claire glace que vous placerez au-dessus du meuble.

Ensuite l'indispensable est le service : cuvette, pot à eau, coupe à éponge, cuvette à peignes, à savons, etc... Dans les magasins on trouve de ces services très confortables pour très peu cher. Je ne vous conseille pas le service en émail, il garde les odeurs et se nettoie mal.

Au service s'ajoutent le seau et le broc. Le broc doit être grand et profond pour contenir beaucoup d'eau ; le seau lui sera assorti. Choisissez le seau à intérieur de porcelaine afin qu'il se nettoie parfaitement et ne conserve pas d'odeur.

Ensuite vient le bain de pied en métal émaillé, le bain de siège — se remplace par le bidet quand on n'en a pas — le tub ; le bidet et le bock.

Bain de pied, bidet et bock peuvent être en émail assorti de couleur claire et à filet d'or ; le bain de siège et le tub sont en tôle ou en zinc. Le bain de siège tient beaucoup de place, souvent il manque au cabinet de toilette.

# Ce qu'il y a sur la table de toilette.

❧

Sur la table de toilette il y a la cuvette, le pot à eau, la coupe à éponge et son éponge blanche et douce ; il y a la coupe à savon toujours bien nette, bien essuyée, sans eau stagnante qui ferait fondre et décomposer la savonnette. La savonnette sera de savon simple, peu odorant. La coupe à savon sera munie d'un couvercle afin que l'humidité et les poussières ne viennent point y adhérer.

Dans la coupe aux peignes il y a les peignes : râteau, déméloir, peigne fin, toujours nets, propres, secs, débarrassés des cheveux et de la poussière.

Voici ce qui est sur la table de marbre :

Sur la tablette supérieure il y a les flacons et les boîtes, les jeux de brosses, les ustensiles de toilette pour les ongles.

Les flacons sont en cristal plus ou moins fin, plus ou moins riche et orné, ils peuvent être gainés d'or, d'argent ou de vermeil.

Les boîtes leur sont assorties, en général.

Les jeux de brosses sont en simple bois ou bien en ébène, en ivoire, les très riches sont en métal : argent, or, vermeil, chiffrés et à devise s'il vous plaît. Il y a la brosse à habit, celle à chapeau, celles à cheveux ; une souple, une dure ; la brosse à poudre, la brosse à ongles.

Le verre rince-bouche et le porte-brosses à dents en cristal et nickel leur tiennent compagnie. Dans une trousse en maroquin est l'ensemble des ustensiles pour la toilette des menottes et des pieds.

Dans les tiroirs de la table il y a les petits flacons de pommades, les onguents, les épingles à cheveux, les peignes, les bigoudis, les rubans à onduler, les opiats.

## Éponges et serviettes.

❖

Pour nettoyer toutes les parties du corps on se sert de deux choses : éponge, serviette.

*Pour le tub.* — L'éponge est volumineuse et fine, elle doit contenir beaucoup d'eau et se froisser avec une grande souplesse pour rendre de façon immédiate cette eau qu'elle a bue.

Ne regardez pas au prix des éponges à tub, la dépense n'en est pas inutile, sachez la choisir commode et confortable, bien serrée, bien blanchie et débarrassée de toute matière étrangère.

*Pour le bain.* — L'éponge est moins volumineuse mais aussi douce, blanche et souple ; elle doit être commode pour le savonnage et la friction du corps.

*Pour le visage.* — De bien meilleure qualité encore que celles servant aux soins du corps, cette éponge doit être choisie dans son achat de très minutieuse façon ; les bonnes et parfaites éponges à visage sont rares ; aussi de manière générale, on s'en sert peu, on leur préfère le gant ou la serviette.

*Le gant.* — Il est fait de tissu spongieux et s'enfile sur la main comme un gant ; il a la commodité de l'éponge sans en avoir l'inconvénient. Cependant, il exige de grands soins de propreté ; un rinçage soigné à l'eau tiède après la toilette, séchage après torsion, sur une baguette de verre, ou une baguette nickelée.

*Serviettes.* — Aimez les serviettes-éponges de tissu bien spongieux, floconneux, hydrophile, ce sont les meilleures ; choisissez-les larges et longues et toujours toutes blanches, sauf l'initiale ou un petit dessin de fantaisie à l'effilé.

# Entretien et nettoyage des objets de toilette.

⊰⊱

*Nettoyage des éponges*. — On dégraisse les éponges en les laissant séjourner une nuit entière dans une solution d'acide citrique. On exprime bien soigneusement toute l'eau acide absorbée puis on rince à l'eau tiède et on laisse séjourner quelques heures à l'eau très froide.

On nettoie plus rapidement aussi les éponges en les mettant dans l'eau bouillante additionnée de jus de citron, ou même en les frottant de jus de citron et en les rinçant ensuite à l'eau tiède.

On entretient la propreté des éponges en les savonnant tous les jours et en les rinçant à l'eau tiède.

Lorsque vos éponges sont très sales, nettoyez-les en quelques fois avec de l'acide oxalique. Procédez comme suit : faites tremper les éponges quelques heures dans l'eau tiède additionnée d'acide oxalique, exprimez l'eau acide, rincez à l'eau claire, laissez sécher dans le porte-éponge. Recommencez ce petit travail un jour ou deux ensuite, et ainsi jusqu'à ce que l'éponge soit bien blanche et propre. C'est le moyen de nettoyer parfaitement sans brûler le fragile tissu des éponges fines que le blanchiment a déjà désorganisées.

*Objets d'os et d'ivoire*. — On leur rend leur blancheur en les exposant à la vapeur de soufre, durant quelques instants; ne prolongez pas l'opération car vous courriez le risque de faire fendiller l'ivoire ou l'os.

On peut aussi les nettoyer en les frottant avec une dissolution d'alun très forte. On peut même les faire tremper dans cette dissolution.

Rincer à l'eau claire et sécher à la peau de chamois ou à l'ouate hydrophile. Passer à l'huile d'amandes douces.

# Les flacons de verre.

❧

*Comment on les nettoie.* — Pour nettoyer les flacons on y introduit des coquilles d'œufs frais concassées, mélangées à du sel de cuisine et à de l'eau tiède.

On laisse un peu séjourner, on agite longuement, puis on rince à plusieurs eaux claires.

S'il y a des taches on ajoute à l'eau un peu de jus de citron ou du vinaigre de vin blanc.

Le sable, le grès, le savon minéral en poudre, l'eau de savon noir sont, dit-on, excellents également pour le nettoyage des flacons.

Quand les flacons ont contenu de l'huile il faut d'abord les mettre tremper longuement à l'eau bien tiède puis les laisser décanter avec de l'ammoniaque liquide pur, durant au moins deux heures. — On rince ensuite. — Si l'ammoniaque a imparfaitement nettoyé, rincez à l'eau additionnée d'acide oxalique.

La solution suivante débarrasse les flacons de toutes traces étrangères :

> Eau de source
> Bi-carbonate de soude (à saturation).

*Flacons à l'émeri.* — Pour déboucher les flacons, plongez bouchon et goulot dans l'eau chaude. — On dit aussi qu'il faut frotter le bouchon et le goulot pour développer de la chaleur.

Si le flacon est plein et contient un sirop, débouchez en le capuchonnant d'un linge tiède humide.

Si le flacon contient un parfum, capuchonnez-le avec un linge humide d'alcool. Si c'est de l'huile, le linge sera huilé, etc.

## Peignes, brosses, marbres, etc.

Vous nettoierez parfaitement vos brosses en procédant des manières suivantes :

*La brosse à habits* sera frottée dans le son, qui a la propriété de dégraisser.

*La brosse à poudre* sera débarrassée de l'excès de poudre et des résidus d'onguents qui s'y sont attachés en restant une demi-heure dans une solution ammoniacale.

*La brosse à ongles* trop douce, retrouvera sa rigueur en demeurant quelques minutes dans l'ammoniaque pure.

*La brosse à cheveux* sera nettoyée dans l'eau d'ammoniaque, l'eau de panama ou le jus de citron succédant à une lotion d'eau savonneuse...

Pour cette brosse, l'eau de soude est également excellente. Les brosses à chapeaux seront passées ainsi que les brosses à habits, dans du son légèrement humide puis, à l'alcool.

*Les peignes* seront brossés soigneusement chaque jour puis au moins une fois par semaine baignés à l'eau tiède ammoniacale.

*Le marbre.* — Votre lavabo a un dessus de marbre et en faisant vos ablutions vous y envoyez de l'eau savonneuse, en vous poudrant, un peu de poudre tombe, la poussière, les onguents, la poudre, l'humidité salissent beaucoup le marbre blanc. On l'essuie tous les jours, mais quand bien même, il garde une vilaine teinte grisâtre.

L'eau de soude nettoiera parfaitement le marbre blanc de votre lavabo.

Les taches qui demeureraient seront frottées au blanc d'Espagne. Une tranche de citron frottée sur le marbre, puis un rinçage à l'eau tiède le rendent parfait.

# LES PARFUMS

Nous avons parlé de nous, de notre corps, des soins qu'il comportait et réclamait.

Nous avons ensuite mystérieusement hanté le boudoir de la coquette, le petit *home* intime de la femme, le petit coin discret où elle se recueille et se livre aux conseils du miroir. Sérieusement nous venons d'étudier le cabinet de toilette.

Sur le marbre du lavabo, avons-nous dit, il y a les flacons de verre ou de cristal, les boîtes assorties. Bibelots que nous aimons et qui nous sont très précieux.

Quant vous allez chez une amie et que intimement, en signe de grande amitié, elle vous admet dans son cabinet de toilette, vous ne demeurez pas sagement assise sur la petite chaise qui vous est offerte ou installée au creux du divan ou au bord de la chaise longue. Vous allez et venez, coquette et fureteuse, vous mirant dans les glaces, essayant des mines, et puis il y a un geste que vous faites, geste familier aux femmes : vous vous emparez délicatement des flacons taillés en cristal clair, jolis comme des joyaux verts, rouges, bleus, mauves, roses, de toutes

11

ces jolies couleurs tendres d'arc-en-ciel que la lumière fait scintiller comme des bijoux. Le flacon dans votre main, vous l'ouvrez et avec une gentille frimousse voluptueuse vous aspirez le parfum qui monte délicat à vos narines ravies et heureuses.

Si c'est un vaporisateur, vous cédez au désir de posséder un peu de poussière parfumée, et votre main, nerveusement, comme en une caresse avide, presse la poire de fin caoutchouc.

Les parfums, c'est toute la poésie de la femme, ce qu'elle aime le plus en ce cabinet intime, ce qui la distingue et muettement la révèle lorsqu'elle passe dans l'ombre, laissant un sillage embaumé.

# Ce que disent les parfums.

❖

Les parfums ont leur langage et les rusées coquettes ne l'ignorent point. Les femmes aiment connaître ces petites particularités-là, aussi vais-je ici vous dire quelques-unes des significations mystérieuses des parfums et surtout à quelles femmes, à quel genre de beauté s'accordent les parfums.

La brune élancée, à l'œil ardent et fier, au corps souple, se parfume au chèvrefeuille qui signifie caractère noble, race pure, cœur aimant, volupté secrète, charme captivant.

La blonde frêle aux grands yeux clairs étonnés, à la soyeuse toison, au corps mince et blanc, se parfumera au lilas qui signifie jeunesse et fraîcheur, douce ignorance.

La jeune fille aimera la discrète odeur de violette, qui dit candeur et modestie.

La femme mariée mêlera à la violette la fougère et l'iris.

L'amante très amoureuse se parfumera à l'œillet, qui signifie passion ardente.

L'amante timide et craintive se parfumera à l'iris, qui dit pudeur et faiblesse.

La femme légère s'embaume à l'opoponax, au musc, au Ylang-Ylang, au white-rose. Ce sont des parfums que je ne vous conseille point, du moins en abondance.

La bourgeoise fleure simplement l'eau de cologne ou la lavande.

On vend dans le commerce des essences toutes préparées, et la mode change souvent de parfum. Les élégantes n'ont pas de parfum à elles ; elles suivent le goût du jour. On fut longtemps à l'iris, on revient à la rose.

Un discret parfum de rose désigne la femme coquette et sage, c'est un délicieux parfum frais et non incommodant.

# Recettes de parfums.

Les parfums coûtent cher; la femme avisée pourra quand même posséder de délicats et véritables parfums en se donnant la peine de les confectionner elle-même.

Elle achètera du bon alcool à 90°, elle ira ensuite chez les grands droguistes spécialistes — ils sont à Paris dans les quartiers avoisinant les Halles et l'Hôtel de Ville — elle y aura des réductions appréciables. Chez ces droguistes, vous trouverez les essences dont nous vous indiquerons les faciles et délicieux mélanges.

Première recette. — Dans un litre d'alcool à 90°, mettez :

| | | |
|---|---|---|
| Essence de rose | . . . . . . . . | 1 gramme |
| — jasmin. | . . . . . . . | 10 — |
| — iris . | . . . . . . . | 10 — |
| — citron . | . . . . . . | 1 — |
| — bergamote | . . . . . | 1 — |

Deuxième recette. — Dans un litre d'alcool à 90°, mettez :

| | | |
|---|---|---|
| Essence de santal. | . . . . . . . | 1 gramme |
| — lavande | . . . . . . | 1 — |
| — vanille | . . . . . | 1 — |
| — basilic. | . . . . . | 1 — |
| — bergamote | . . . . . | 1 — |
| Alcool d'iris. | . . . . . . . . | 50 grammes |
| Teinture de benjoin | . . . . . . | 5 — |

Ces deux mélanges sont absolument délicieux.

Troisième recette :

| | | |
|---|---|---|
| Extrait de violette | . . . . . . | 2 grammes |
| Essence de cedrat | . . . . . . | 10 — |
| Essence de néroli | . . . . . . | 10 — |

pour un demi-litre d'alcool.

## Parfums heureux et malheureux.

૮ૐ૦

Savez-vous, mes chères lectrices, que tout comme les bijoux, les dates, les couleurs, les jours, etc... il y a des parfums qui portent malheur et des parfums qui portent bonheur ; il y a des parfums dispensateurs de joie et d'autres de douleurs et de chagrins.

Le musc et le chypre causent les douleurs d'amour, les ruptures, les abandons, les regrets, les passions décevantes.

La violette donne de douces pensées et de jolies aventures ; ce parfum cause un amour doux, profond et véritable.

L'ambre provoque la réussite en tout.

La giroflée attire les aventures compliquées mais qui finissent toujours heureusement.

L'ébène attire la tendresse.

Le jasmin est une odeur cruelle qui cause le mensonge et la tromperie.

Le vétivert, le patchouli, le cèdre causent les larmes.

L'œillet attire les rêves merveilleux et souvent leur heureuse réalisation.

La rose assure du triomphe en toutes les entreprises.

Le parfum de géranium rosat, plus modeste, assure de grandes réussites après la résignation et la patience.

Le cédrat et le citron causent les fâcheries, les vexations, le s ruptures graves.

L'iris assure le triomphe sur les embûches et les jalousies ; il est l'emblème de la distinction et de la douceur.

Le cœur de Jeannette est le parfum des jeunes filles, il cause les jeunes amours et les heureuses fiançailles.

Le lilas attire la consolation et la fin des épreuves.

Le mimosa attire les douces caresses et l'oubli de tous les mauvais jours.

# Recettes de parfums.

❦

Les recettes de parfums sont variées et abondantes, en voici d'autres merveilleuses :

| | |
|---|---|
| Alcool de rose. . . . . . . . . | 1/2 litre |
| Alcool de citron . . . . . . . . | 5o grammes |
| Essence de lavande . . . . . . . | 5o — |
| Extrait d'œillet . . . . . . . , | 2 — |
| Essence de verveine. . . . , . . | 2 — |
| Iris . . . . . . . . . . . | 5o — |

Autre recette :

| | |
|---|---|
| Alcool à 9o° . . . . . . . . . | 1 litre |
| Essence d'iris . . . . . . . . | 2 grammes |
| Teinture de benjoin. . . . . . | 5 — |
| Extrait de jasmin . . . . . . | 20 — |
| Essence de verveine. . . . . . | 1o — |

Autre recette :

| | |
|---|---|
| Alcool d'iris . . . . . . . . | 1/2 litre |
| Alcool de musc . . . . . . . | 20 grammes |
| Essence de santal. . . . . . . | 5o — |
| Extrait de violette . . . . . . | 2 — |

Pour faire des parfums non composés il vous suffira de mettre dans un flacon d'alcool la quantité nécessaire d'extrait que vous aimez :

Pour un quart de litre d'alcool à 9o° :

| | |
|---|---|
| Violette . . . . . . . . . . | 20 grammes |
| Extrait d'iris . . . . . . . | 20 — |
| Extrait de géranium rosat. . . . . | 20 — |
| Essence de rose . . . . . . . . | 1 goutte. |

## Parfums pour l'appartement.

❧

Un appartement coquet, douillet, parfumé, quel paradis ! Il y a des pièces qui parfumées ont plus de charme. Ce sont : le salon, le boudoir, l'antichambre, le fumoir.

On répand les parfums dans les appartements par la combustion lente de matières odorantes.

Le papier d'arménie connu de tout le monde dégage un parfum très doux, très persistant et délicat et, de plus, très sain. Il est acceptable même pour les chambres à coucher. Si vous voulez lui donner un caractère personnel, mettez dans la pièce où vous venez de brûler quelques feuilles de papier d'arménie quelques petits tampons d'ouate hydrophile bien imbibés de votre parfum préféré, et dissimulez-les dans les coins. Le parfum s'en dégage et se mêle à l'air ambiant et forme un tout très agréable.

Vous pouvez vous-même faire un parfum d'appartement en pulvérisant feuilles de sauge, thym, basilic, lavande. Cette poudre bien fine est jetée dans du vinaigre puis jetée sur une pelle rougie au feu. Cela donne un arome frais, champêtre et très sain.

Il vous suffira de jeter quelques gouttes du mélange suivant sur une pelle rougie pour avoir immédiatement un parfum subtil et durable, très sain également.

| | |
|---|---|
| Essence de thym . . . . . . . . | 10 gouttes |
| Benjoin. . . . . . . . . . . | 30 grammes |
| Essence de rose . . . . . . . . . | 2 gouttes |
| Alcool de lavande . . . . . . . . | 40 grammes |
| Clous de girofle . . . . . . . . . | 20 — |
| Cannelle . . . . . . . . . . . | 2 — |
| Alcool à 90° . . . . . . . . . . | 1/2 litre. |

## Pour chasser les mauvaises odeurs.

✧

Pour faire disparaître toutes mauvaises odeurs, je vous conseille de jeter sur une pelle rougie ou de faire bouillir jusqu'à évaporation dans une casserole le mélange suivant :

| | | |
|---|---|---|
| Alcool à 90° | 200 grammes | |
| Essence de cédrat | 10 | — |
| Essence de verveine | 12 | — |
| Essence de basilic | 12 | — |
| Eucalyptol | 20 | — |

Plus simplement vous pourrez faire brûler sur la pelle rougie des feuilles de roses rouges, des écorces de mandarines ou d'amandes, des feuilles de cassis, des feuilles de géranium odorant.

Quelques gouttes d'eau de cologne, de teinture de benjoin, d'essence de bergamote jetées également sur la pelle rouge répandent un parfum pénétrant suffisant pour faire disparaître toute mauvaise odeur.

Quand vous aurez répandu des parfums pour conjurer la mauvaise odeur, ouvrez largement fenêtres et portes, établissez des courants d'air, ventilez largement.

L'ozonateur est d'un usage commode, discret et pratique. Il aura sa place dans les lieux d'aisance. Pour féminiser son exhalaison, la rendre fraîche et agréable, ajoutez à l'ozone un peu de bonne eau de cologne.

Pour enlever l'odeur entêtante de peinture fraîche, brûlez du soufre dans la pièce peinte à neuf.

Pour enlever l'odeur du tabac, laissez évaporer de l'acide sulfurique et aérez largement ensuite.

On peut aussi jeter sur des sels anglais quelques gouttes d'un alcool parfumé.

# Quelques recettes oubliées.

❧

*Eau de cologne :*

| | | |
|---|---|---|
| Alcool à 35°. | 1 | litre |
| Bergamote. | 4 | grammes |
| Cédrat | 6 | — |
| Romarin | 2 | — |
| Origan | 2 | — |
| Lavande. | 2 | — |
| Benjoin. | 1 | — |
| Néroli | 1 | — |
| Cannelle | 1 | — |
| Thym | 1 | — |
| Anis. | 1 | — |

*Autre :*

| | | |
|---|---|---|
| Alcool | 1 | litre |
| Essence de bergamote. | 5 | grammes |
| Essence de cannelle. | 4 | — |
| Essence d'orange | 4 | — |
| Essence de cédrat | 2 | — |
| Essence d'anis | 2 | — |

*Autre :*

| | | |
|---|---|---|
| Alcool | 1 | litre |
| Essence de bergamote. | 6 | grammes |
| Essence de cédrat | 4 | — |
| Essence de romarin | 1 | — |
| Essence d'anis | 2 | gouttes |
| Essence de benjoin. | 5 | — |
| Teinture d'ambre | 4 | — |
| Teinture de musc | 4 | — |
| Essence de cédrat | 7 | — |

11.

# Autres recettes utiles.

❧

*Eau de Lubin :*

| | |
|---|---|
| Alcool . . . . . . . . . . . | 1 litre |
| Teinture de benjoin . . . . . . . | 50 grammes |
| Essence de bergamote. . . . . . . | 10 — |
| Essence de néroli . . . . . . . . | 10 — |
| Essence de muscade . . . . . . . | 1 — |
| Vinaigre aromatique . . . . . . . | 30 — |

*Eau-de-vie de lavande :*

| | |
|---|---|
| Alcool . . . . . . . . . . . . | 1 litre |
| Essence de lavande. . . . . . . . | 20 grammes |
| Essence de romarin . . . . . . . | 20 — |
| Essence de girofle . . . . . . . | 20 — |
| Essence de cannelle . . . . . . . | 20 — |
| Baume du Pérou . . . . . . . . | 20 — |
| Teinture de géranium. . . . . . . | 1 — |

*Eau de lavande :*

| | |
|---|---|
| Fleurs fraîches de lavande . . . . . . | 60 grammes |
| Alcool à 35° . . . . . . . . . . | 1 litre |

*Eau de violettes :*

| | |
|---|---|
| Alcool . . . . . . . . . . . . | 1 litre |
| Iris en racine . . . . . . . . . . | 100 grammes |

Laisser macérer 24 heures, distiller ensuite au bain-marie. Le produit est l'eau de violettes.

*Vinaigre de roses :*

| | |
|---|---|
| Roses rouges . . . . . . . . . . | 100 grammes. |
| Vinaigre fort . . . . . . . . . . | 750 — |

Laissez macérer 8 jours et filtrez.

## Les sachets.

ॐ

Les parfums à l'alcool ont le tort de brûler et de tacher les tissus ; ils sont impossibles à appliquer sur les vêtements légers et de plus ils sont anémiants, irritants, je leur préfère et je vous conseille les discrets sachets qui se cousent bien simplement dans les corsages, dans le corset, dans les ceintures, dans les ourlets des jupes et des manches.

Ces discrets sachets vous les mettrez aussi au creux de vos coffrets, dans votre linge intime, dans votre papier à lettres, ils dégagent un parfum beaucoup moins violent, très persistant et de grande élégance ; ils contribuent à donner à la femme un cachet de « chic » suprême. Avec eux, elle impose gentiment, elle souligne sa présence ; même absente on la sent là parce que dans l'appartement, dans le secret des armoires, des lingeries, des froufrous s'éveille son parfum suave et doux, répandu partout comme un gracieux rappel : bas, mouchoirs, gants, chapeaux, voilettes, lingeries, manteaux, fourrures, tout fleure son essence préférée, son bouquet choisi assorti à son caractère, à sa beauté, à son âge, à tout elle.

C'est de ce parfum que le poète dit :

« Tu n'es plus là et pourtant près de moi flotte ta présence, il a suffi du petit gant oublié, chiffon vide et souple que je tiens dans ma main et qui, au contact de ma chaleur exhale sa petite âme parfumée.

« Oh ! ce discret parfum qui monte à mes narines, c'est toi si blonde, si rieuse et douce et calme comme un ange, c'est toi froufroutante et fraîche en tes robes claires, sous tes grands chapeaux ; c'est toi vive et blanche et sérieuse en nos heures d'ivresse. Ton image vit et chante là près de moi dans l'exhalaison de ton parfum laissé. »

# Recettes de sachets.

❧

*Sachet oriental.* — Convient aux brunes à peau blanche, un peu grasses et indolentes, aimant la mollesse et la volupté.

| | |
|---|---|
| Bois de rose en poudre. . . . . . | 100 grammes |
| Bois de santal     — . . . . . . | 100  — |
| Bois de cèdre      — . . . . . . | 100  — |
| Essence de bergamote . . . . . . | 5  — |
| Essence de lavande. . . . . . . | 10  — |
| Essence de roses d'Orient. . . . . | 2  — |

Vous mélangez les essences et vous les répandez sur les poudres bien mélangées. Vous mettez le tout dans un flacon de verre bien épais et muni d'un bouchon épais également. Vous mettez en sachets de satin ou de batiste chaque fois que vous voulez.

*Sachet russe.* — Convient aux blondes belles femmes aux yeux changeants, à la démarche majestueuse, d'allures un peu originales et étranges :

| | |
|---|---|
| Poudre de racine d'iris. . . . . . | 100 grammes |
| Poudre d'oliban . . . . . . . | 50  — |
| Essence d'ambre . . . . . . . | 1  — |
| Essence de musc. . . . . . . | 1  — |
| Essence de néroli . . . . . . . | 4  — |

*Sachet printanier.*

| | |
|---|---|
| Bois de santal en poudre. . . . . | 100 grammes |
| Poudre de feuilles de rose . . . . | 100  — |
| Essence d'iris de Florence . . . . | 5  — |
| Poudre de thym . . . . . . . | 25  — |

# Dernières recettes.

❦

*Quelques essences :*

1º Pour parfumer le linge :

| | | |
|---|---|---|
| Esprit de vin . . . . . . . . . . | 400 | grammes |
| Esprit de jasmin. . . . . . . . | 100 | -- |
| Eau de fleurs d'oranger . . . . . | 100 | -- |
| Esprit de céleri . . . . . . . . | 200 | — |
| Esprit d'angélique . . . . . . . | 200 | -- |
| Esprit de roses . . . . . . . . | 1 | -- |
| Teinture de cédrat . . . . . . | 75 | -- |
| Baume du Pérou. . . . . . . . | 10 | gouttes. |

Bien mêler et boucher.

Autre :

| | | |
|---|---|---|
| Alcool de réséda. . . . . . . . | 100 | grammes |
| Alcool de serpolet . . . . . . | 50 | — |
| Alcool de marjolaine . . . . . | 50 | — |
| Essence d'iris. . . . . . . . . | 50 | — |

Mélanger ces essences, les répandre jusqu'à saturation dans la poudre d'iris, laisser sécher en flacon et mettre en sachets.

2º Pour parfumer le cabinet de toilette :

| | | |
|---|---|---|
| Grains de gazelles . . . . . . . | 50 | grammes |
| Ambre gris. . . . . . . . . | 20 | — |
| Vanille . . . . . . . . . . . | 2 | gousses |
| Poudre d'héliotrope . . . . . . | 20 | grammes |
| Poudre de feuilles de roses . . . . | 100 | — |
| Gomme adragante . . . . . . . | 5 | — |

Faire des boulettes que l'on laisse sécher puis on brûle.

# Vinaigre aromatique des quatre-voleurs.

❧

Ce vinaigre qui est une excellente lotion de toilette lorsqu'il est mélangé à l'eau se fabrique de la manière suivante :

| | |
|---|---|
| Vinaigre blanc . . . . . . . . . . . | 2 litres |
| Absinthe en feuilles . . . . . . . . | 150 grammes |
| Thym . . . . . . . . . . . . . | 150 — |
| Menthe . . . . . . . . . . . . | 150 — |
| Basilic . . . . . . . . . . . . | 150 — |
| Rue . . . . . . . . . . . . . . | 50 — |
| Fleurs de lavande . . . . . . . . . | 100 — |
| Deux gousses d'ail . . . . . . . . . | |
| Clous de girofle . . . . . . . . . . | 30 — |
| Cannelle . . . . . . . . . . . . | 50 — |
| Noix de muscade . . . . . . . . . | un quart |

On coupe les plantes, on concasse clous de girofle, noix de muscade, ail, cannelle; on mélange entièrement le tout, puis on met infuser durant un mois dans un vase bien bouché et si possible en grès neuf; au bout de ce temps on tire le liquide, on le filtre, on y ajoute un quart de camphre en poudre que l'on a fait au préalable dissoudre dans du bon alcool.

Ce vinaigre est un excellent préservatif contre les piqûres des insectes et en temps d'épidémie contre la maladie. On peut l'employer journellement en lotions pour la peau du corps; pour le visage il faut largement l'étendre d'eau bouillie.

On peut réduire les quantités en prenant toujours pour point de départ celles qui sont indiquées; on peut en prendre la moitié, le tiers, le quart, etc.

# LES BIJOUX

❧

La perdition des femmes ! Ce qu'elles aiment tant et pour
lesquels elles donneraient au diable leur petite âme.

Les perles neigeuses qui semblent garder sur leur chair im-
maculée des rayons de couchants et d'aurore, des reflets de
mer, des caresses d'arc-en-ciel ; les perles satinées, vivantes et
précieuses qui s'allient divinement à la splendeur des épaules,
à la délicatesse du cou, à la pâleur du visage, à la rougeur voluptueuse des lèvres, à la petitesse de la main, à l'agilité coquette
du geste féminin.

Les diamants, eau vive traversée de mille feux, étoiles posées sur la chair qui palpite tiède et souple et semble ébur-
néenne sous le scintillement ininterrompu de la gemme précieuse.

Les joyaux orientaux de mille couleurs : le rubis couleur
d'incendie, la topaze couleur du soleil, l'émeraude couleur de
mer, le saphir qui semble une parcelle du ciel d'Orient au crépuscule, la turquoise au bleu fragile et changeant comme des
regards de femme, l'opale laiteuse traversée de veines d'azur,

de sang, d'eau, l'améthyste mauve comme une corolle d'iris ou de pensée sauvage, le corail rose comme une joue de jeune fille, l'aigue-marine pâle comme un reflet de lune, le grenat couleur de vin, le saphir couleur de ciel. Toutes gemmes que les femmes adorent et qui scintillent vivantes et magnifiques sur leur chair douce.

Puis ce sont aussi les métaux qui les enchassent ; l'or couleur de miel et de lumière, coulée de rayons du soleil, l'argent couleur de nuit lunaire et d'eau de source claire, le platine précieux, et, même, le cuivre, l'étain plus modestes.

Tous ces hochets exercent sur la femme leur fascination magique.

Rien ne flatte plus la beauté que les bijoux, ils l'avantagent, la font valoir, la créent même en en soulignant les détails qui sans eux ne ressortiraient sans doute point.

Les bijoux illuminent les grâces féminines et les femmes ne l'ignorent point, c'est pourquoi elles en sont si avides, si éprises, si folles.

Les bijoux sont les pièges de la vertu et de la fierté féminine, ce sont les miroirs à facettes de ces frêles et douces alouettes que poursuit le patient chasseur.

« Avec des perles et des colliers et des bracelets et des bagues, j'aurai ton baiser, fière fille, j'aurai ton baiser et tu me mentiras pour l'amour des bijoux, pauvre inquiète, qui n'es qu'une femme... »

Les bijoux sont les présents que l'amour offre à la beauté, ils forment la couronne royale d'Ève la curieuse, et je ne suis point loin de croire que la fameuse pomme du serpent était une bague ou un collier. N'êtes-vous point de mon avis ? Ève se serait-elle laissée tenter pour une simple pomme ?

Que sont les bijoux sinon des parcelles d'astres, d'étoiles, de soleils, de merveilleuses et mystérieuses et précieuses parcelles d'inconnu ? Dites-moi : où le rubis s'est-il incendié de pourpre, où la topaze s'est-elle éclaboussée de lumière, où l'émeraude a-t-elle pris le rutilement de ses feux verts et l'améthyste sa limpidité de pétale et le saphir la transparence de son azur ? Oui, les bijoux sont des étoiles du paradis, qui viennent chuchoter aux femmes ravies des chants très doux. Voilà pourquoi ils les font si belles et pourquoi tant elles les aiment et sont invinciblement fascinées par eux.

La bijouterie, la joaillerie moderne fait des merveilles, les joyaux précieux d'autrefois à côté des créations nouvelles nous semblent de maladroites, de lourdes, d'inachevées, d'inélégantes choses.

On imite avec une grâce infinie la nature dans ses plus fines expressions.

Les bijoux autrefois lourds et somptueux s'allègent, se poétisent, s'animent, vivent vraiment d'une vie artistique délicate et touchante.

Allez dans les musées et comparez au fil d'or qui retient une goutte de diamant les lourdes boucles d'oreilles qui déchiraient les chairs. Comparez aux lourdes plaques d'or, enchâssées de pierres de couleur les gracieux et légers colliers et pendentifs comme tissés en fine toile d'une araignée fabuleuse qui tirerait de son petit corps l'argent, l'or et le platine.

Aux bracelets massifs et incommodes comparez les chaînettes légères tressées de perles, de rubis, de saphir, les guirlandes d'or et d'argent où sont ciselées des fleurettes, les piécettes qui tintinnabulent.

La broche, l'énorme et massive broche au médaillon familial entouré d'or ou d'argent, tend à disparaître, les dernières sont d'originales créations, pour la plupart elles sont muées en barettes et en épingles fermées affectant des formes pratiques et gracieuses.

Les bijoux anciens ne sont plus beaux. Le filigrane fait de fils fins enlacés garde une vogue qui n'est due qu'à sa légèreté, les autres avec leur massivité prétentieuse et leurs ciselures ouvragées ne plaisent plus guère. On ne les imite pas. Ils ont une valeur d'originalité et d'âge mais la mode ne les impose pas. Ce que l'on aime c'est le bijou léger de forme impeccable, de fin travail, d'aspect gracieux et délicat.

On fait très peu de bijoux tout en métal, on les éclaire du scintillement des gemmes.

Dans la monture des perles et des pierres le platine a remplacé l'or. Il est très rare et coûte très cher, les bijoux montés en platine ont, de ce fait, une grande valeur bijoutière et beaucoup d'élégance.

Autant que possible les perles et les pierres se montent de façon solide mais délicate et légère. On n'écrase plus, comme autrefois la gemme dans l'or, elle est au contraire mise en valeur, elle seule paraît. Plus la monture est artistique et soignée, moins elle a d'importance. Voyez les pendentifs et les bijoux d'oreilles (on ne peut plus les appeler des boucles), ils donnent l'illusion du joyau monté sur un fil léger et cette gouttelette précieuse qui semble si librement trembler à l'extrémité d'une invisible chaînette est tout simplement une merveille, je ne sais, pour ma part, rien de plus charmant, de plus original.

On fait en métal, or, argent, platine, les bijoux d'utilité : chaînes et chaînettes, montres, sautoirs, bourses, sacs à main, montures de sacs à main, trousses coquettes, mais là encore que de trouvailles, que d'originalités, les métaux sont mariés, mêlés, émaillés d'émaux fort jolis et qui varient heureusement la lourdeur et la monotonie des teintes métalliques.

Les bijoux véritables atteignent de grandes valeurs, mais tel est l'art bijoutier que les imitations elles-mêmes sont coûteuses et affectent avec quelque vérité l'impossibilité de les désigner d'entre les bijoux vrais.

A l'époque où nous sommes, toutes les femmes ont des

bijoux, vrais ou faux, si bien imités qu'on s'y laisse prendre. Elles ont l'art inné de se parer, et de la duchesse à la midinette, leur chair coquette connaît la caresse câline du collier, l'étreinte légère du bracelet, l'oscillement familier du pendentif et des boucles d'oreilles.

# Les colliers.

❧

La mondaine, la grande dame, l'actrice, la courtisane cotée ont les perles, les vraies perles sorties de l'onde comme Vénus la déesse de l'amour et de la beauté : les perles vivantes et fragiles, veloutées, satinées. Elles font ressortir la finesse des traits, la transparence du teint, donnent de l'éclat au regard.

Rien n'est plus riche que la vraie perle nuancée, c'est une exquise parure. Perles blanches, perles noires, perles baignées d'or, d'azur, de rose, de vert, perles blondes, perles grises, grosses ou petites, rondes ou ovales, elles s'étalent en rang serré sur les blanches poitrines autour des cous ronds; elles vivent fièrement une vie muette et toute de triomphe. Les colliers de perles sont le partage des grosses fortunes, des grandes amoureuses, des grandes artistes sous les petits pieds desquelles ont met des ponts d'or.

On fait de superbes imitations de la vraie perle et ces imitations vraiment étonnantes sont encore fort cher et vont aux bourgeoises aisées, aux demi-fortunes, aux théâtreuses en vogue.

Le reste du bataillon féminin a les colliers d'ambre, d'améthyste, de rubis, de cornaline, les pierres de lune, toutes les pierres moins précieuses qui, travaillées, donnent de fort gentils effets.

Souvent dame mode décrète un de ces genres comme choisi et toutes les femmes arborent le genre décrété. On a ainsi porté les colliers de cailloux peints arrondis et polis d'un effet délicat et très original, les colliers de jade verts, roses, les colliers d'ambre, ceux de corail, ceux de perles de verre. On porte les colliers faits de rubans de velours dans lesquels on passe simplement un médaillon, une grosse perle montée.

# Le pendentif.

❧

Voilà quelques années que nous est né le pendentif. Le vrai pendentif est fait d'une chaînette légère descendant jusqu'au milieu des seins. A cette chaînette fine d'argent, d'or ou de platine, se suspend une perle, un diamant, une gemme de couleur.

La perle, le diamant ou la gemme de couleur doit être un très beau bijou. On a aimé ainsi les perles dites « baroques » qui n'étaient point rondes, mais en revanche étaient douées d'un superbe orient, les perles grises, les perles blondes.

On monte ainsi le diamant, la turquoise entourée de petits brillants, le grenat, le saphir, l'améthyste, l'émeraude et surtout l'opale étrange veinée d'arc-en-ciel. Ces gemmes sont taillées en cabochons et finement montées, de façon à ce que la monture soit à peine visible. Elles tremblent ainsi au bout du fil d'or ou de platine et posent délicatement sur la chair au refuge mystérieux où naissent les seins.

Le pendentif est un bijou de haute élégance et de grande discrétion.

On fait des pendentifs plus compliqués serrés au cou et présentant pour la garniture des épaules des petites chaînettes où pendent des petites tablettes de pierres de couleur ou des perles fines très petites. Ces pendentifs moins discrets, plus clinquants, sont moins « chics » et moins riches, mais ont aussi beaucoup de charme et de gentillesse.

On imite dans le bon marché des pendentifs orientaux ; on monte sur chaînettes d'argent et de doublé des motifs de pierres représentant des animaux sacrés égyptiens, surtout le scarabée vert.

Ces pendentifs qui n'ont aucune valeur sont parfois jolis.

# Les bracelets.

❖

La diversité, l'originalité, la recherche se sont donné libre cours dans la création de ce bijou.

On porte le bracelet de trois manières : au poignet, à l'humérus, à la cheville. Oui, mesdames, à la cheville, c'est ce qu'il y a de plus nouveau.

On fait des bracelets en tous métaux : or, argent, platine.

Les plus simples sont les gourmettes, grosses chaînes plus ou moins ouvragées, sans garniture ni pierre de couleur. Quelquefois la chaîne de la gourmette s'aplatit, affecte des dessins originaux, des croisillons, des nœuds, et nœuds et croisillons s'enchâssent de perles fines, de brillants : c'est le bracelet « antique ». Le cercle de métal plat de nos grand'-mères avec ses colombes et ses devises a disparu. C'était le « porte-bonheur ». Vous en avez peut-être encore dans vos tiroirs à souvenirs. La « semaine » aussi a perdu sa vogue.

On fait aussi des bracelets en perles de jade et de nacre rattachées ensemble par une mince chaîne d'or.

Enfin, le dernier cri est le bracelet des esclaves, cercle cylindrique rond d'or jaune sans garniture lisse et nu et très large. Il semble massif et très lourd, en réalité il est creux, et sur les petites mains il semble peser. Plus plat, ce bracelet se glisse à l'humérus et à la cheville. Ne trouvez-vous pas cela très gentil, tout drôlet et fort amusant ?

Le bracelet-montre à chaîne extensible en or, ou argent, et dont la montre parfois fort richement ornée d'émail, de diamants, de ciselures est très fine et très jolie, est une création commode. On porte encore le bracelet de cuir à montre démontable. C'est une mode sportive qui a beaucoup de chic et d'à-propos.

# Les bagues.

❧

Là aussi la fantaisie et l'art s'en sont donné à cœur joie.

Il y a des bagues classiques et qui ne disparaissent point malgré les décrets de la mode. Pourquoi ? on ne sait. Peut-être une croyance s'attache-t-elle à l'anneau quel qu'il soit.

Ainsi nous avons conservé « l'anneau de fidélité » qui est la chaînette d'or que portent hommes et femmes qui aiment ce genre de bijou et y attachent une superstition. De même demeure « la sorcière » faite de telle sorte qu'en la tournant autour du doigt on découvre toujours un petit côté et un grand, la bague semble biscornue et en réalité c'est une illusion d'optique.

« La semaine », elle non plus, n'a pas disparu et ses sept cercles fins continuent de tourner autour des doigts de femme. Pourquoi donc les bagues ont-elles un sort spécial ?

Je ne parle pas de l'alliance, qui à vrai dire n'est point un bijou, mais un rite de la cérémonie de l'union.

Ayant parlé des anciennes bagues demeurées, parlons maintenant des nouvelles. On porte beaucoup le diamant et la perle, on ne porte même qu'eux. Ce sont les parures des mains vraiment patriciennes. Quelquefois une pierre de couleur se montre mais toujours accompagnée de diamants ou de perles. Peu d'or, un cercle très fin faisant surtout valoir la monture. On porte seulement comme pierre de couleur le rubis et le saphir.

On a eu quelque engouement pour les camées et les marcassites, bagues de genre ancien, mais ce fut un engouement peu durable.

On aima aussi quelques jours les anneaux d'onyx et de jade et de cornaline, mais aussitôt cela sembla bien pensionnaire et ce fut tout.

# Broches et épingles, boucles d'oreilles.

❦

A vrai dire on ne porte plus de broches, la mode en est tombée, mais c'est une si capricieuse personne, après tout, qu'on ne peut pas dire que la broche est morte, il suffit d'un désir subit de dame mode pour que demain toutes les femmes reportent broches. Les broches actuelles sont des créations originales : genre ancien, têtes d'animaux, animaux entiers : mouches, araignées, scarabées, ou bien perles baroques; gemmes de couleur en cabochons entourés de brillants; cercles d'or avec une devise porte-bonheur : feuilles de lierre, nombre 13, as de pique, etc...

La broche est remplacée par sa sœur l'épingle de sûreté : la barrette. Elle affecte des genres variés : tantôt c'est une simple coulée de pierres de couleur : rubis, émeraudes, grenats, saphirs, tantôt sur une tige d'or ou d'argent est posée seule une gemme enchâssée avec délicatesse en cabochon : turquoise, grenat, rubis, œil-de-chat, agathe, chrysolithe, cornaline, jade, etc. Parfois ces gemmes marchent ainsi posées deux, trois, quatre, six ensemble en rang pressé ou séparées par une perle d'or ou une perle fine.

Ou bien la barrette a une forme : c'est un lévrier allongé, un fouet, une canne, un poisson, deux ou trois petites têtes d'animaux, etc... Les créations en sont délicates et charmantes.

*La boucle d'oreille.* — Se fait petite, sans anneau. Elle se visse dans le trou de l'oreille, c'est une perle ou un diamant ou une gemme à même la chair rose, qu'elle fait valoir en sa fraîcheur. Elle se balance au bout d'un fil : cristal allongé, diamant ou perle ronde, et l'effet en est merveilleux.

On revient avec beaucoup de goût à la forme poire qui allonge le visage et en affine l'ovale.

## Bijoux de la chevelure.

～❧～

Depuis quelques années on a le goût des chevelures ornées. Autrefois on se contentait du peigne d'écaille véritable assorti à la nuance de la chevelure, c'était la seule élégance. Petits peignes de côtés, grand peigne du chignon, épingles de coiffure, barrette, et c'était tout.

Maintenant ces peignes, ces épingles sont sertis de brillants, de pierres de couleur... de perles fines, ils sont finement incrustés d'or ou d'émaux.

Les barrettes pour retenir les petits cheveux de la nuque ou des tempes se font en or, en argent, en vermeil sertis de pierres précieuses.

La grande barrette qui traverse le chignon s'orne également avec beaucoup de richesse. Ainsi, une tête de femme dans sa simple coiffure journalière représente un luxe inouï. Où sont, mes sœurs, les fleurs et les rubans simplets ?

L'ouvrière a de la verroterie dans les cheveux; la petite bourgeoise a du strass, des pierres de lune, mais au moins leur chevelure est animée et non terne.

Je ne blâme point, c'est fort joli une chevelure bien coiffée et ornée.

Pour les soirées on a le fil de perles ou de beaux strass et l'aigrette où scintillent quelques diamants.

Depuis quelques années on essaie de lancer les pierres de couleur; pierres bleues pour les blondes, rubis et topazes pour les brunes, émeraudes pour les rousses. Cela a l'air de prendre et ce n'est pas mal du tout. Pour le soir l'effet donné est très seyant et adoucit beaucoup le visage.

Ces bijoux de la chevelure sont assez coûteux et même la verroterie et les beaux strass atteignent encore un prix assez élevé.

12

# Comment on porte les bijoux.

❧

Ne portez pas trop de bijoux à la fois, c'est d'un mauvais goût insigne, c'est une faute d'éducation.

A la ville portez simplement — et cela seulement lorsque vous êtes élégamment mise : boucles d'oreilles, quelques bagues, petit collier de perles ou chaînette d'or et pendentif sans valeur (médaille, cœur, breloque porte-bonheur). Si vous possédez un sautoir, portez-le seul sans collier ni pendentif.

La toilette de gala comporte l'étalage des bijoux : bijoux de la chevelure, collier de perles ou rivière de diamants, pendentif, bracelets et bagues.

Chez vous, vous ferez de la fantaisie. Dans l'intimité, lorsque vous aurez un peignoir flottant, vous pourrez arborer le bracelet de cheville et de l'humérus, et cela vous donnera un petit genre original. Je rappelle que cela ne sera permis qu'aux grandes élégantes. Je vois mal une petite bourgeoise obligée d'aider sa bonne se promener avec un bracelet aux chevilles. C'est risible. L'originalité demande l'oisiveté, la chaise longue, le farniente élégant.

La petite bourgeoise se permettra les bracelets originaux, les colliers de même, les pendentifs *idem* sur une robe d'intérieur ou un peignoir de forme exotique recherchée : chemise indienne ou kimono, peplum grec ou blouse arabe. C'est gentil et sans afféterie. Choisissez ces vêtements de tons violents.

En visite mettez bagues et bracelets, sautoir ou collier de perles.

En toilette de cérémonie, *idem*.

En deuil, ne portez pas de bijoux, sauf la perle sans accompagnement de diamant ou bien les bijoux de jais. Mais l'abstinence de parure, une simple perle grise, est plus « chic ».

# Les bijoux qu'il faut porter.

❀

La femme mariée, de position stable, bourgeoisement as-sise, portera le diamant, les perles, mais seulement lorsque la position de son mari lui permettra cet étalage. Autrement elle s'en abstiendra, se contentant de quelques jolies bagues et de brillants pour les oreilles.

La jeune fille ne porte que la perle fine, la turquoise, le co-rail.

A la vieille dame sont permis les beaux diamants et les bi-joux de jais.

L'étrangère aime les pierres de couleur.

Quels bijoux doit porter la jeune femme ?

Les bagues, les bracelets, le collier, le pendentif, les boucles d'oreilles. Je lui répète : peu de bijoux à la fois, peu de bagues surtout. Les mains chargées de bagues sont celles des actrices et des demi-mondaines ou des étrangères dont le bon goût n'est pas proverbial. Seulement en toilette de gala, en soirée, mettez vos plus jolies bagues, les plus riches.

La jeune fille portera collier et bague. Peu de bijoux seront un grand charme pour sa beauté jeune.

On dit que « plus la femme est mûre plus elle est parée, en-diamantée ». Songez à cela et ne le faites pas penser par votre étalage de joyaux. Ce dit-on est un peu vrai.

On porte l'émeraude à trente ans. Le rubis et le saphir à 20 ans. L'améthyste, la topaze conviennent à la femme de qua-rante ans.

Le saphir orne parfois la bague de fiançailles.

La turquoise se donne à une jeune fille.

La pierre de lune est le bijou des fillettes.

L'aigue-marine est le bijou des amants et des jeunes mariés.

# Les bijoux exotiques.

❧

Toutes les femmes n'ont pas les moyens de porter des bijoux à la mode, des parures de prix et des merveilles de style; pourtant, toutes aiment les bijoux. Comment concilier cet amour, le besoin bien naturel de plaire, les conseils de la coquetterie et la pénurie des ressources ?

Certaines pauvres mignonnes coquettes tranchent cette difficulté en portant tout simplement du faux... quelle horreur et quel crime de lèse-bon goût.

Voici un moyen simple de tourner la difficulté et d'être belles, distinguées, élégantes sans trop entamer le budget : portez des bijoux qui ont du style et pour cela, choisissez les joyaux exotiques.

L'Espagne fournit le genre dit : « Tolede » qui est de l'or damasquiné; l'imitation du Tolede en cuivre ou en doublé émaillé de noir mat est fort joli et ne coûte presque rien. Ce sont de discrets bijoux ; on fait ainsi des broches, des garnitures de peignes, des bracelets, etc.

L'Orient a les cailloux peints, l'argent émaillé, l'argent ciselé le cuivre délicatement ajouré, la nacre tournée en pierres fines, les bagues et les bracelets, les colliers, les boucles d'oreilles en jade, en tourmaline, en ambre jaune ou teinté, la jaspe, le marbre.

La Chine fournit des verroteries fines et charmantes, des colliers, des pendentifs, des épingles.

Je ne vous conseille point de vous couvrir de bijoux exotiques, ce serait ridicule; mais je vous recommande d'en user simplement pour remplacer le bijou français que vous ne pouvez acquérir. Par exemple, au lieu d'un bracelet en titre fix, un joli bracelet d'argent émaillé venu de l'Inde sera d'un effet original.

## Pierres du jour et du soir.

⬥

Certains bijoux devront être portés le jour, d'autres le soir, car la lumière artificielle ou la clarté solaire conviennent à quelques-uns et nuisent à d'autres.

Ainsi :

Le diamant a surtout une valeur aux feux des lumières ou les jours de très beau temps par le grand soleil.

Le rubis très clair est fort joli le jour lorsque le temps est clair ; il en est ainsi du saphir et de l'émeraude, la turquoise est aussi jolie au jour. Rubis, saphir, émeraude, turquoise ne doivent pas se porter le soir, ils perdent beaucoup de leur beauté.

Par contre, l'améthyste, l'opale, la pierre de lune, la topaze se portent le soir.

L'aigue-marine, l'hyacinthe, le corail ne se portent que le jour.

La perle fine se porte toujours. Le jour elle réfléchit délicatement les teintes même les plus tristes, elle éclaire, elle vit ; le soir, à la clarté des lumières elle se pare de blancheurs laiteuses, de roses transparences, des reflets nacrés ; elle est vraiment la reine transparente de tous les joyaux.

Le grenat n'est beau ni au jour ni à la lumière, il fait quelque effet seulement au grand soleil.

La turquoise rehaussée d'une ceinture de petits brillants, l'émeraude et le rubis également ainsi parés peuvent se supporter le soir comme parure, mais ils ont peu d'éclat ; au jour, accompagnés du diamant ils sont superbes.

L'agate, l'œil-de-chat, la chrysolithe se portent le jour.

Sachez donc mettre en valeur vos bijoux et offrir aux lumières ou au soleil les gemmes qu'ils aiment.

12.

# Le langage des gemmes.

Cela, vous le saviez déjà, les pierres ont leur langage et leur signification, il en est qui apportent le bonheur et d'autres le malheur. N'est-ce point pour cela que vous aimez certains de vos bijoux et que vous en redoutez d'autres dont vous n'avez pu refuser le don et que vous ne pouvez quitter à cause de leur fascinante beauté et de leur valeur ?

Je suis bien certaine que plus d'une femme tremble en frôlant une de ses bagues ou en agraffant son collier.

Le diamant est la pierre de la lumière et de la joie, il signifie bravoure et franchise, il écarte les frayeurs et les embûches.

La perle est la pierre du calme et de la modestie, elle calme les nervosités et les craintes, elle signifie pureté et franchise.

Le rubis est la pierre du courage, il porte bonheur et guérit, dit-on, des fièvres; entre les mains d'un bon, le rubis a toutes ces vertus; mais donné par un méchant, c'est le contraire.

L'émeraude est la pierre d'amour, elle signifie fidélité et espérance, c'est la pierre des heureux époux.

Le saphir est la pierre des fiançailles.

La turquoise est la pierre des esprits sains, elle guérit de la folie. Donnée par une personne méchante elle est fatale.

L'aigue-marine, l'opale, sont les pierres du chagrin. L'opale porte malheur.

La topaze est la pierre de volupté.

Le corail préserve de la colère et des coups de sang.

L'améthyste est la pierre des veuves et des vierges.

La pierre de lune rend aimable.

L'agate donne une vue claire et un fin entendement.

La jaspe rend fidèle et enlève la timidité.

# Entretien des bijoux.

❧

On entretient les bijoux d'or en les savonnant à l'eau tiède et en les frottant ensuite avec un linge usagé ou une peau de chamois.

On nettoie ainsi également les bijoux d'argent et les pierres précieuses.

Les pierres seront frottées souvent à la peau puis brossées avec une brosse aux soies très douces afin de ne point dessertir.

Pour les bagues, les bracelets, les chaînes, sautoirs, etc., frottez-les dans la mousse de savon et séchez à la sciure de bois, puis frottez dans un linge bien sec.

Les bijoux d'argent et de platine se trouveront très bien d'une eau tiède où sera mélangée un peu de poudre de blanc d'Espagne.

Les diamants se brossent et se frottent à la peau. Les perles se frottent seulement à la peau.

Les bijoux d'acier se nettoient avec un peu d'huile et de blanc d'Espagne.

Un bon conseil pour l'entretien de vos bijoux sera celui-ci : Ne les rangez jamais sans les avoir bien essuyés et frottés à la peau de daim.

Les vieux bijoux d'or et d'argent ternis reviendront jolis si vous les faites bouillir dans une eau contenant de l'ammoniaque.

Ne nettoyez pas vos bijoux avec les pâtes à nettoyer les autres métaux, vous les abîmeriez à jamais, ce serait un geste qui vous coûterait cher.

Ayez une fine brosse aux soies assez résistantes pour brosser vos bijoux ciselés, frottez-les ensuite sur un linge doux.

# DERNIERS CONSEILS
## A MADAME
## COMMENT ON S'HABILLE

✤

Je terminerai ce livre, uniquement consacré à votre beauté, en vous donnant quelques conseils généraux sur l'art de vous vêtir.

Souvenez-vous de ces quelques règles de l'esthétique qui vous serviront pour traverser heureusement et avec succès tous les genres de modes et tous les âges de la vie.

Le noir amincit et fait la silhouette distinguée.

Le blanc est seyant pour toutes et jamais ridicule.

Les couleurs claires grossissent.

Les couleurs foncées amincissent.

Les écossais et les carreaux se portent en garnitures ; pour les porter en costume il faut avoir un chic suprême et une silhouette élancée et gracieuse.

Les raies en long affinent.

Les raies en travers tassent.

Les grands dessins grossissent et raccourcissent, ils empâtent la silhouette et sont peu seyants.

Les petits dessins donnent du flou et de l'imprécis.

Si vous êtes fortes, ne portez pas de toilettes ajustées; même recommandation si vous êtes très minces et mal développées.

L'ajusté convient à la jeunesse et à la femme faite de formes parfaites et gracieuses point trop plantureuses, l'ajusté sur des formes fortes est inélégant, indécent et peu « chic » : il sent la province.

Le vert et le rouge, lorsqu'ils sont à la mode, sont de franches couleurs parfaitement seyantes.

Les brunes de trente ans aimeront le jaune.

Les jeunes femmes rechercheront les tendres teintes fraîches et gaies qui les rendront jolies.

Les femmes mûres préféreront les teintes effacées mais non trop sombres, surtout si elles sont de chevelure et de teint foncé.

Retenez aussi tout ceci, mesdames :

Le blanc est le fard de tous les âges.

Le vert est le fard des rousses.

Le rouge et le jaune le fard des brunes.

Le bleu le fard des blondes.

Le mauve le fard des grises.

En principe la couleur de la toilette doit s'harmoniser à la teinte de celle qui la porte.

Les femmes claires de peau et de cheveux seront jolies dans le sombre comme dans le voyant.

*Façons des costumes.* — Les fronces et les plis lorsqu'ils sont petits amincissent; gros ils épaississent.

Les jaquettes à basques longues élancent, mais vieillissent, les jaquettes à basques courtes donnent de l'élégance et de la vivacité à la silhouette. La jupe longue donne de la majesté et grandit beaucoup, la jupe ronde et courte fait petit mais très jeune et très alerte.

Le flou est toujours seyant lorsqu'il n'est pas exagéré il

avantage minces et fortes, met ici ce qui manque et masque là ce qui est de trop.

Évitez les ornements lourds qui sont riches mais peu distingués.

Si vous êtes petites faites faire des robes à taille courte, la jupe qui prend de haut grandit.

# Les robes qu'il faut avoir.

❧

Une femme doit posséder :

Deux costumes tailleur : un de tout aller, un habillé.

Une robe de visite : satin, drap, soie ou voile.

Une robe du soir.

Telle doit être, dans son expression la plus stricte, la composition de la garde-robe d'une bourgeoise.

La femme élégante varie à l'infini toilettes et genres, elle n'a pas besoin de nos conseils, son couturier lui suffit.

La femme de condition moyenne aura toujours un tailleur habillé avec un grand choix de chemisettes toutes en lingerie, et une robe flou, elle aura de plus un manteau d'été et un manteau d'hiver.

Si l'été est chaud, ayez des robes de toile claire blanches ou bleues.

Pour l'appartement ayez aussi deux robes ; une de chambre qui vous servira pour les allées et venues dans la maison et une robe d'appartement que vous mettrez pour rester chez vous et qui sera assez coquette et de nuance gaie. Ceci est, je crois, à la portée de tous les budgets.

A celles qui ont peu de moyen, je vais donner un conseil : sur la jupe et la chemisette du tailleur de tout aller elles mettront pour demeurer à la maison de jolies blouses qu'elles feront faire ou pourront faire elles-mêmes en tissus fantaisie : jolie satinette aux dessins frais, toile de soie, cotonnades, etc., c'est jeune, élégant, commode.

Ayez pour l'hiver une fourrure assez jolie, c'est une parure qui donne de l'allure à tous les genres de costume. Faites le sacrifice de quelques centaines de francs pour la choisir convenable, elle vous durera plusieurs saisons.

# La toilette de la jeune fille.

❧

La toilette d'une jeune fille doit être élégante sans aucune affectation de chic ni de pose. La maman adroite éveillera en sa fille le sens de l'élégance et des mille nuances de la saine coquetterie dès que celle-ci sera en âge de comprendre. Elle lui donnera le dégoût des tons criards, des heurts de nuances, le dégoût également des façons trop savantes et trop maniérées.

Une vraie jeune fille se reconnaît de suite.

Pour suivre les cours, la jeune fille sera habillée d'un costume tailleur de façon sobre et simple dont la nuance sera d'un neutre seyant : bleu marine, vert bouteille, marron, grenat clair. Cette tonalité un peu triste pourra être relevée par une note plus jeunette : garniture de satin clair, écossais, boutons, col blanc, jolie cravate, ceinture de ruban à gros nœud ou ceinture de cuir du ton de la robe, boucle de métal émaillé clair.

Pour la promenade, le tailleur plus clair, de façon un peu recherchée ou bien la robe entière, suivant la mode avec une grande modestie.

Pour les cérémonies, les soirées, les dîners, la toilette de la jeune fille aura du chic par sa nuance qui sera toujours très tendre. Les étoffes employées seront le voile, le linon, la laine, quelquefois le foulard et la soie souple.

Une jeune fille ne porte pas de manteau de fourrure l'hiver ; la peluche, le velours seuls lui sont permis, une garniture de renard, de skungs, de zibeline, ou autre fourrure pourra enrichir ce vêtement, une cravate et un manchon lui seront assortis.

Les chapeaux d'une jeune fille se font très simples. Ils ne se garnissent pas de plumes coûteuses : pas de plumes d'autruche, pas d'aigrettes, pas de paradis. Cette simplicité est le brevet de leur jolie jeunesse et de leur fraîcheur.

## La toilette de la jeune femme.

✥

La jeune femme doit être simple. Une grave erreur, chez la femme, est de croire que, parce qu'elle est en son rayonnement de printemps, tous les essais de coquetterie lui sont permis ; c'est ainsi que l'on voit de ravissantes jeunes femmes se couvrir presque de ridicule parce qu'elles sont prises d'une frénésie incompréhensible de la mode. Elles arborent sans fausse honte les choses les plus extravagantes et lorsqu'on tente de leur faire entendre raison, elles partent d'un clair éclat de rire et vous jettent au nez ces peu sages paroles : « Bah ! je suis jeune, tout m'est permis, la jeunesse est bien n'importe comment ! »

Que les femmes raisonnant ainsi sont donc folles et comprennent peu de quoi est fait le charme de la jeunesse.

Une démarche souple, une taille bien prise, une allure légère et dégagée... voici la jeune femme. Pour vous faire valoir, aimez donc la simplicité. Rien ne vaut, croyez-moi, la jupe correcte et la jaquette ou le boléro selon la mode, le manteau nu de garniture. Une toilette peu chargée et de ton neutre allant avec le teint de votre épiderme.

Blonde, vous choisirez le bleu marine. Brune, vous aimerez le beige et le gris ; rousse, vous songerez que le vert fera valoir on ne peut mieux la divine couleur fauve de vos cheveux.

Ne vous alourdissez point la tête de chapeaux excentriques. le moins possible employez les ornements trop riches : aigrettes, paradis, plumes coûteuses. Je me suis laissé dire par une grande coquette pourtant très fortunée : « Je ne porte pas l'aigrette, elle sied aux femmes qui ont la trentaine. »

Voilà, mesdames, méditez cette réflexion-là.

Agrémentez cependant votre simplicité très élégante des mille riens que crée chaque année la mode ; c'est toujours fort jeune.

13

## La toilette de la femme en son âge d'été.

❧

La femme en son été c'est la femme qui est entre trente et quarante ans. C'est l'âge du plein épanouissement de la beauté. Ève est comme la nature, c'est le moment du plein éclat de son soleil, c'est l'apothéose de la vie.

A la femme de cet âge je ne dis rien, tout lui est permis. C'est bien à elle à dire ce que disait notre folle jeune femme en sa tendre verdeur : « Tout m'est permis, je suis bien n'importe comment ! » Cela est vrai. Il émane de la femme à cette époque un vrai rayonnement, elle est en pleine merveille, elle est la séduction même.

A elle les étoffes fastueuses : les soies brochées, les souples satins, les broderies perlées, les voiles de soie, les libertys; son corps superbe en pleine maturité est comme un beau fruit, jamais rien ne le pare trop; c'est un beau bijou qui supporte l'approche des plus beaux écrins.

Je dirai donc à la femme en son été : « Jouis de la mode, vas-y de confiance, tu seras toujours séduisante et jolie car elle est faite pour toi. »

Pourtant, qu'elle soit sage en ses choix, qu'elle songe qu'elle a un ennemi dans son épanouissement même; que nulle façon choisie ne la grossisse ni ne l'empâte, là est son faible !

Manteaux de riches fourrures, parures des plus beaux animaux, tout est à elle.

Riches chapeaux : aigrettes, paradis, plumes dans leurs plus hardies couleurs, elle peut tout porter. Ce qui est à lui recommander, c'est le choix parfait des nuances qui adouciront son teint et l'auréoleront en chassant la vision effrayante de la quarantaine.

## La toilette de la femme mûre.

La femme mûre est à un âge où elle doit craindre le ridicule et où cependant elle n'abdique pas tout désir d'être agréable et de plaire. Tournant très difficile pour la beauté, sévère problème.

Vieillir n'est rien, savoir vieillir est tout et tout le problème consiste en ces deux mots : « Savoir vieillir ».

Vous en avez rencontré comme moi de ces femmes qui ne cachent point leur âge, l'avouent en souriant et cependant accueillent encore de nombreux et véritables hommages. Oh ! les charmantes vieilles... vieilles... que dis-je ? Elles n'ont pas le visage vieux, ni le cœur, en elles nul effondrement parce qu'il n'y a pas eu de lutte. Doucement elles laissent se poser sur leur front la main de l'âge et cette main ne laisse que de très fines rides qui sont délicieuses et point du tout enlaidissantes.

Elle suit la mode. De loin, en peureuse, mais elle la suit très attentivement et n'est jamais en retard sur les nouveautés. Elle est vêtue de nuances très sombres. Elle s'habille délicieusement et se coiffe de même. Sur ses cheveux gris ou blancs elle pose un chapeau qui a beaucoup d'allure en sa simplicité : noir presque toujours.

Gantée de clair, finement, élégamment chaussée, le bas bien tiré, la cheville bien soutenue dans la bottine montante (elle a l'esprit du savoir et n'ignore point que l'âge alourdit les attaches). Une voilette dissimule ses rides, voilette fine. Pas de fards.

Passant près d'elle on se retourne et l'on se murmure : « La délicieuse vieille ! » et l'on souhaite de lui ressembler un jour.

# Les chapeaux.

❦

Vous devrez chaque saison avoir plusieurs chapeaux : un trotteur coquet et simple, un chapeau moyen que vous mettrez pour les démarches et les cérémonies sérieuses, et les jours de pluie où vous aurez à vous habiller, un chapeau « chic » que vous mettrez les jours de « gala ».

A ces chapeaux vous ajouterez une petite coiffure de théâtre que vous aurez chiffonnée vous-même et une coiffure de sport : bicyclette, auto, ou autre, en ce temps où tout le monde s'adonne aux sports, où vous pouvez être invitée à une partie d'auto, de canot, ou à une autre partie quelconque, il est bon de vous munir d'une gentille et simple coiffure de genre.

Aux jours de bonne position faites acquisition d'une aigrette blanche et d'une noire, de plumes d'autruche, de flancs de paradis, ces fournitures luxueuses vous serviront longtemps et donneront toujours à vos chapeaux beaucoup de cachet. Avec elles une forme simplette aura toujours beaucoup de montant et d'allure.

Si vous êtes grande, mettez de grands chapeaux, ou si vous arborez de petits chapeaux garnissez-les en hauteur.

Si vous êtes petite, craignez les chapeaux d'allure pompeuse, visez toujours à être jeune et enfantine si avec cela vous êtes mince, rien n'est plus charmant.

Apprenez à faire vos chapeaux vous-même, rien n'est plus simple, c'est un ouvrage bien féminin, les grands magasins vous offrent mille modèles et tiennent à votre portée formes et fournitures, la confection est dès lors un jeu de petites filles.

Un chapeau noir va avec toutes les toilettes.

Chaque année un détail : nuance, forme, fleurs, fantaisie, souligne la mode, sachez saisir ce détail et le mettre en relief.

## Les chaussures.

❧

Elles ont une grande importance dans l'élégance féminine, une femme doit savoir se chausser, et savoir se chausser ce n'est pas porter seulement des chaussures mignonnes et élégantes, c'est aussi savoir les choisir commodes, pratiques, aptes à tous déplacements, aux températures.

Pour les courses à la ville où vous aurez à marcher choisissez le soulier montant : bottine lacée ou à boutons en chevreau glacé noir ou de couleur assortie au tailleur ou à tige de drap clair.

L'été avec les robes légères choisissez le soulier blanc de daim ou de fine toile, le soulier bas vernis ou mat, le soulier de satin ou de velours lorsqu'il est de mode.

Pour le théâtre, les bals, les soirées, c'est le soulier de satin découvert assorti à la toilette.

Pour les sports, la marche en montagne, c'est la bottine lacée à très haute tige prenant bien la jambe et la garantissant des accidents et de la fatigue.

Pour les jupes trotteur vous aimerez le soulier Richelieu, de fantaisie assorti à la nuance du trotteur ; c'est très coquet.

Si vous êtes petites ne portez pas des talons Louis XV démesurés et avec lesquels la marche est difficile et disgracieuse, portez de bons talons bottier mais faites-y ajouter des talons de caoutchouc. Évitez les talonnettes intérieures qui déforment la chaussure.

Pour conserver à vos chaussures leur forme, ayez soin d'introduire à l'intérieur, lorsque vous les enlevez, des bâtons de bois et au bout un peu de coton. Vous éviterez ainsi, surtout dans le vernis si fragile, les plis et les éclatements.

Pour les chaussures de cuir servez-vous de crèmes.

## Gants, voilettes, fanfreluches.

❦

Une femme soignée ne sort jamais sans gants.

Le gant de cérémonie, de théâtre, de bal, de visite est blanc, court ou long, suivant la forme de la manche avec laquelle il doit aller.

Le gant de visite sera de nuance claire : gris ou jaune.

En général le plus joli gant est celui en peau de suède souple. Viennent ensuite ceux de chevreau glacé.

L'été on peut mettre des gants de soie ou de fil.

Depuis quelques années les magasins vendent des gants de tissu imitant la peau, ils sont évidemment moins chic que les gants de suède ou de chevreau, mais ils sont très bien en leur genre et surtout faciles à nettoyer et présentent une grande économie.

Mettez le moins possible des gants de teintes foncées, c'est inélégant, le gant clair est très seyant.

La femme élégante ne met pas de voilette. Réservez la voilette pour les jours de grands vents, pour le froid, le voyage, et lorsque vous avez mauvaise mine et que vous vous êtes quelque peu maquillée.

Choisissez en tous cas une voilette fine et de teinte assortie à celle du chapeau. La voilette blanche est mal portée, la voilette épaisse sied aux femmes mûres qui veulent faire de l'effet, elles devront choisir alors les voilettes de teintes mélangées blanches et noires.

Sur vos jaquettes mettez des cols blancs, mettez au bas des manches de petits volants de dentelle, il n'y a rien de tel pour égayer le tailleur, le rajeunir, lui donner un genre « mode ». Chaque année la forme de ces fanfreluches du tailleur varie, suivez-la, elle est une note de sobre élégance distinguée.

# Comment on porte les fleurs.

❧

Rien n'est plus joli d'aspect, plus réjouissant à l'œil, qu'une femme fraîche, pimpante, élégante, parée d'un joli bouquet de fleurs.

Il y a une manière de porter les fleurs, un « chic » suprême pour arborer l'offrande de nos sœurettes embaumées : chaque toilette a son genre de fleurs, chaque âge aussi, et aussi, hélas ! ceci est en tout, chaque position sociale. Ne vous écriez pas à l'injustice et que chacun est libre de faire ce qu'il lui plaît, non, c'est une question de bon goût et d'harmonie.

Avec le tailleur-trotteur strict du matin, la jeune fille se permettra un petit bouquet de violettes. La jeune femme se permettra un gros bouquet des mêmes fleurs, elle aimera surtout la violette de Parme. La dame âgée mettra une pensée de velours sombre ou des violettes très modestes.

Avec le tailleur habillé, ces dames se permettront :

La jeune fille, la rose petite.

La jeune femme, un bel œillet.

La vieille dame, un œillet très sombre ou même pas de fleurs.

La jeune fille porte les fleurs à la ceinture ; la jeune femme les porte au corsage, à la boutonnière côté gauche ; la dame âgée les porte au milieu du corsage, devant la jaquette boutonnée strictement.

Avec la robe habillée d'après-midi ou du soir, la femme de fortune modeste choisit la rose à sa saison ; la femme élégante choisit l'orchidée, l'iris, le pavot cultivé, la rose riche de serre ou de jardinier.

L'hiver on peut porter de belles fleurs artificielles.

# La lingerie.

༄

Nous n'entrerons pas dans le mystère de la lingerie féminine, ce serait trop long à traiter, il nous faudrait pour elle d'amples pages. Nous nous contenterons de jeter çà et là quelques idées, quelques conseils :

Rappelez-vous que le charme de la femme est dans le soin de ses dessous.

Aimez la lingerie fine et toujours propre.

Que votre linge soit doucement parfumé et garni modestement de rubans assortis à la teinte de votre chair et la faisant valoir.

Ayez du linge en harmonie avec votre situation. N'aimez pas les fausses dentelles et le clinquant, c'est d'un effet déplorable.

Maintenant, la lingerie féminine est réduite à sa plus simple expression : chemise, corset, combinaison. Plus de pantalons aux volants coquets, plus de jupons froufroutants, la stricte petite culotte serrée aux genoux et montant en cache-corset a remplacé ces charmes féminins. Demeurons tranquilles, ils reviendront et ce sera bientôt ; le règne du linon reprendra sa vogue et ce sera tant mieux, nous reverrons le retroussé troublant, l'envol de la jupe sur des blancheurs mousseuses, ce que les Américaines trop pratiques ont voulu nous imposer disparaîtra sous notre instinct coquet et pervers.

Je finirai en vous parlant du corset et des bas : deux conseils : corset clair, coquet et bien fait enveloppant parfaitement le corps.

Bas fins, jolis, de soie ou de fil ; blancs pour les souliers blancs, à jour pour les souliers noirs découverts, assortis à la teinte de la tige des chaussures pour les bottines en étoffe.

# Le trousseau de mademoiselle.

֍

Une jeune fille doit avoir une lingerie coquette tout en demeurant modeste.

Très jeune, c'est-à-dire vers seize ou vingt ans, mademoiselle aura du linge fin, de la jolie toile brodée, pas de rubans ou, si elle se permet ce luxe, ce seront des rubans très étroits, et de couleur blanche.

Passé vingt ans, mademoiselle pourra se permettre le linon sans aucune garniture : ni broderie, ni dentelles; la façon coquette de ce trousseau consistera en jours, petits plis, volants, entre-deux de lingerie.

La vieille demoiselle, la femme non mariée conserveront ce charme exquis de la simplicité élégante et de très bon ton; c'est à peine si elles oseront souligner les volants d'une mignonne bande de valencienne, qui mettra sa seule coquetterie à être véritable.

Cependant, elles se permettront les rubans, mais un soupçon de ruban : une étroite comète de satin de couleur discrète, mauve par exemple ou bleu Natier.

La chemise de la jeune fille sera arrondie et à soupçons de manches montées sur un petit jour.

La chemise de la demoiselle sera à épaulette mais sans dentelles ni rubans, une petite épaulette bourgeoise et très modeste.

Une maman veillera ainsi avec grand soin au trousseau de sa fille, c'est ainsi qu'elle formera en elle le goût du vrai luxe et du comme il faut.

La demoiselle qui demeure célibataire doit aimer la simplicité et le bon goût; c'est la seule défense dans sa faiblesse de femme seule.

13.

## Le trousseau de madame.

❧

Moins modeste, moins peureuse sera madame. Elle à le de voir d'être belle, troublante, séduisante, aguichante ; elle est sultane d'un maître chéri, donc...

...Pourtant, gardez-vous de l'exagération, conservez, même en vos plus légitimes désirs de plaire, la juste mesure qui fait distinguer l'honnête femme des autres. Souvenez-vous de ce vieil adage que je n'invente point :

« On sait à quelle femme on a affaire lorsqu'on la voit se déshabiller et révéler ses dessous. »

Je vous mets en garde contre quelque chose de très mal seyant et mal porté ; ne mettez jamais de dessous de couleur. Je sais bien que les magasins offrent à votre tentation de mousseux linons mauves, roses, bleus, oranges. Laissez ceci, de tels décors ne sont point pour vous. Tout au plus confectionnez-en peignoirs et liseuses ; mais c'est là tout.

Le blanc, le blanc frais voilà votre idéal.

Ayez des dessous en rapport à votre situation de fortune. Là encore, dédaignez le faux ; ne vous affublez point de simili valenciennes et de broderies à la machine ; voilà qui est fort laid et de mauvais goût.

Ayez du linge fin ; linon de coton ou de fil, selon vos moyens.

Si vous possédez une belle gorge, de belles épaules, ayez des chemises très échancrées, agrémentées de jolis jours décorés de larges rubans de satin chatoyant dont le ton sera en harmonie avec celui de votre peau. Les brunes aimeront le bleu et le mauve ; les blondes, le rose et le bleu ; les rousses, le vert tendre.

Soignez vos dessous, mesdames ; soyez coquettes et adroites, c'est ainsi que vous serez séduisantes et aimées.

# CE QU'UNE FEMME PEUT FAIRE ELLE-MÊME.

❧

Une femme doit être un peu une fée, elle doit pouvoir, de ses doigts mignons, faire beaucoup de choses; ainsi elle épargnera les ressources de son ménage d'abord, et ensuite elle exercera son intelligence à se rendre utile, enfin elle acquerra la science d'être réellement belle : s'occupant intimement d'elle-même elle se connaîtra mieux et saura mieux se servir.

Une jolie femme ne doit jamais être maladroite ni paresseuse; l'adresse et l'activité sont des charmes ajoutés aux charmes déjà existants et naturels d'une belle créature.

Il est dans l'existence de tous les jours mille et mille petits gestes utiles qui sont on ne peut plus féminins; ce sont ces gestes-là que je vais vous indiquer.

Naturellement, la femme de condition modeste : la petite ouvrière soigneuse d'elle-même, la petite bourgeoise, l'employée feront elles seules tous ces gestes-là. La femme plus fortunée les fera par goût, par amusement ou aimera les faire faire par une domestique; elle y veillera seulement, elle sera l'initiatrice et la surveillante, elle apportera son imagination, son attention et ce sera beaucoup de cette fée très occupée qu'est une jolie femme du monde.

Il faut, actuellement, pour être une femme « chic » dépenser tant d'argent, il faut pour équilibrer son budget faire tant de combinaisons que je suis certaine d'intéresser toutes les femmes par les conseils que je vais donner. Toutes puiseront à cette bonne source et il y en aura bien peu de dédaigneuses; j'en suis convaincue, même les plus heureuses accueilleront avec plaisirs certains petits moyens d'être coquettes en étant économes, sages, actives.

# Le nettoyage des dentelles.

❧

Vous avez de précieuses dentelles, vous avez quelquefois aussi de jolies imitations de dentelles, que vous aimez; cependant à les porter, elles se fanent vite. Ignorantes, ou vous les jetez lorsqu'elles n'ont point de valeur, ou vous dépensez, lorsqu'elles en valent la peine, un argent fou chez le teinturier. Vous avez d'ailleurs bientôt la pénible surprise de constater que ce teinturier abîme vos précieuses garnitures et vous voici peinées.

Pourtant il était si simple le moyen de conserver par devers vous vos précieuses fanfreluches... Écoutez plutôt.

*Pour les dentelles de tulle, imitations ou vraies :*

Faites tremper dans une eau tiède savonneuse durant une heure ou deux, ne frottez pas. Ensuite pressez entre les mains et jetez dans une autre eau tiède savonneuse. Agitez doucement en prenant la dentelle entre le pouce et l'index et la laissant dans l'eau. Rincez largement à l'eau tiède. Faites tremper quelques minutes à l'eau froide additionnée de quelques gouttes d'ammoniaque. Essorez entre deux linges, repassez mouillé. Si vous voulez que vos dentelles aient un ton ancien mettez dans la dernière eau de rinçage une pincée d'ocre en poudre. Pour les dentelles noires remplacez l'ammoniaque par du bon vinaigre et rincez avec une eau de thé très fort.

*Pour les autres dentelles* le procédé est le même, mais on peut frotter légèrement et laisser sécher avant le repassage.

*Les dentelles de soie* se nettoient à plat avec un tampon d'ouate ou de flanelle mouillé dans l'eau savonneuse tiède.

*Les dentelles de couleur* se lavent toujours à l'eau froide et se rincent à l'eau ammoniacale.

# Le nettoyage des voilettes.

❖

*Les voilettes blanches en tulle* se nettoient comme les dentelles de tulle mais on ne les repasse pas. Lorsqu'elles ont été essorées, c'est-à-dire qu'on les a pressées dans un linge, on les étire avec précaution puis on épingle les quatre coins sur une serviette bien propre posée bien à plat sur une table, on laisse sécher ainsi, ensuite on roule la voilette sur un minuscule bâton ou rouleau de papier fait soi-même.

*Les voilettes noires de tulle* se nettoient comme le tulle noir mais l'eau tiède est une eau de thé très forte et on ne met pas de savon. On sèche comme dit plus haut.

*Les voilettes à pois* se nettoient à l'eau ammoniacale.

*Les voilettes de couleur* se brossent avec une brosse humide humectée d'eau ammoniacale tiède. On étend la voilette bien épinglée aux quatre coins, en haut et en bas sur un linge puis on brosse très doucement, ensuite on brosse avec une brosse sèche et on laisse ainsi la voilette jusqu'à ce qu'elle soit sèche.

Il va sans dire que je vous parle ici de voilettes coûteuses que vous aimeriez conserver et dont l'achat fréquent vous effraie. Ce sont d'ailleurs les seules qu'il est possible et intéressant de nettoyer.

Les voiles d'auto se nettoyent à la benzine. Achetez un petit flacon de benzine, mêlez-y la moitié d'essence minérale, plongez-y votre voile réduit à sa plus simple expression, tamponnez bien, ensuite étendez et frottez avec un tampon de flanelle. Séchez à l'air libre à cause de la mauvaise odeur. Ne faites jamais ce nettoyage auprès du feu ni de la lumière.

## Le nettoyage des gants.

❧

Les gants sont, nous l'avons dit, une partie indispensable de la toilette. Une femme vraiment coquette, soucieuse de son extérieur, doit toujours sortir avec des gants : fil, soie, coton, filoselle, l'été ; gants de peau pour les grandes toilettes et pour l'hiver.

Les gants d'étoffe se nettoient naturellement et fort facilement par un lavage à l'eau tiède, il n'en est pas de même des gants de peau qui eux se salissent vite lorsqu'ils sont de teinte claire et dont l'entretien est assez coûteux. Voici comment une femme avisée et soigneuse pourra elle-même nettoyer, ou faire nettoyer par une domestique : femme de ménage, bonne ou femme de chambre, ses gants de peau.

Un excellent moyen de nettoyer les gants de peau d'agneau ou de chevreau consiste à les frotter avec un morceau de flanelle trempée dans un mélange de lait et de bicarbonate de soude. On les essuie ensuite avec un morceau de flanelle sèche. On tend naturellement, pour cette opération, les gants sur la main ou sur une main de bois.

Un autre procédé consiste à frotter les gants avec le mélange suivant :

| | |
|---|---|
| Eau. . . . . . . . . . . . | 200 grammes |
| Eau de Javel. . . . . . . . . | 150 — |
| Ammoniaque . . . . . . . . | 10 — |
| Savon en poudre . . . . . . . | 200 — |

On prend ce mélange sur une flanelle et on nettoie comme d'habitude en frottant bien doucement

# Comment rafraîchir les fleurs artificielles froissées et fanées.

❧

L'hiver, saison morose où tout est mort, où les fleurettes sont rares et très coûteuses, vous aimez pourtant égayer la jaquette stricte du tailleur du sourire sanglant d'une belle rose de velours ou d'un œillet de satin ou bien vous arborez plus modestement le coquet et discret bouquet de petites violettes soyeuses.

L'été vous suivez l'apothéose de la saison, vous fleurissez vos coiffures : chapeaux, bergères et capelines; sur la paille claire, parmi la dentelle, parmi les rubans et les velours, vous semez les roses, les œillets, les marguerites, les pavots, les glycines, le blé vert, l'avoine folle, le lierre poétique.

Tout cela est fort joli mais pour avoir de jolies fleurs il faut y mettre cher. Les fleurs se fanent et se froissent et souvent on les croit inemployables parce qu'elles sont défraîchies, froissées, écrasées.

Avez-vous des bouquets de corsage déteints, flétris, froissés, avez-vous des roses affaissées ? Faites ceci :

Dans un récipient bien creux faites bouillir de l'eau; quand l'eau est en grande ébullition jetez-y :

| | |
|---|---|
| Sel d'ammoniac . . . . . . . . | 5 grammes |
| Borate de soude . . . . . . . | 5 — |

laissez un peu bouillir encore, puis prenez vos fleurs une à une et exposez-les durant quelques minutes à la vapeur qui se forme, jusqu'à ce qu'elles soient un peu humides, ensuite laissez-les sécher en les suspendant bien au sec, si possible à l'air du dehors.

## Plumes, boas, marabout et duvets.

❦

Les plumes blanches de coq dont on fait les boas, les garnitures de chapeaux se nettoient tout simplement à l'eau savonneuse. On fait un bain tiède savonneux, on y laisse tremper les plumes en les agitant doucement dans la mousse de savon puis on les laisse sécher en les suspendant. On leur rend leur souplesse en les exposant à la vapeur puis en les passant au couteau à friser.

Les plumes d'autruche en brins se nettoient à la benzine ; on les trempe dans la benzine, on les laisse sécher sans les remuer puis on les expose à la vapeur et on les passe au couteau à friser tandis qu'elles sont encore humides de vapeur.

Lorsque ces plumes sont teintes on jette dans l'eau qui bout, au moment de passer les plumes à la vapeur, quelques gouttes d'ammoniaque liquide ; ceci contribue à raviver le coloris que le nettoyage à la benzine aurait pu pâlir.

On nettoie le marabout blanc en le frottant doucement dans une eau de biborax ou de bicarbonate de soude. Comme pour toutes les plumes on lui rend sa souplesse à la vapeur.

Lorsque les plumes blanches ne sont pas très très sales, il suffit pour les nettoyer de les agiter longuement dans un peu de farine très fine et très pure.

Le duvet se nettoie de cette manière.

Pour toutes les plumes, ayez soin de bien séparer les brins entre eux au moment du séchage.

# Les fourrures. La peluche.

A la fin de l'hiver, au moment de leur dire adieu jusqu'aux nouveaux frimas, il faut, mesdames, visiter et nettoyer vos fourrures.

Le nettoyage en est simple et facile : d'abord, vérifiez la doublure. Est-elle déchirée, usée ? Enlevez-la, vous la remplacerez au commencement de l'hiver. Est-elle seulement encrassée, grasse, décousez-la, frottez à la benzine, repassez et mettez de côté.

Enlevez toujours la doublure à moins qu'elle ne soit intacte.

Pour les fourrures, quelles qu'elles soient : renards, skungs, martre, zibeline, opossum, chèvre, etc... on les nettoie au son. On étend la fourrure sur une table, on verse sur les poils un demi-litre de son, on frotte à rebrousse-poils durant dix bonnes minutes, puis on secoue soigneusement et on brosse à la brosse très douce. Pour les longs poils, on peigne avec un peigne rateau ; on laisse à l'air quelques heures puis on range dans une boîte hermétiquement close au fond de laquelle on a mis une profusion de clous de girofle et de feuilles de menthe sèches.

La peluche se nettoie au sable.

On étend le vêtement sur une table, on verse sur lui un litre de sable et on brosse dans le sens de la longueur et par bandes serrées, très longtemps.

Ensuite on expose la peluche au-dessus d'une vapeur d'eau ammoniacale. On pose sur un mannequin pour laisser sécher sans faux plis. Ainsi entretenus fourrures et vêtements conserveront longtemps leur beauté.

## Mouchoirs fragiles, cols de batiste.

∼

Avec la mode des pochettes aux tailleurs, avec aussi la gentille manie que nous avons toutes de nous poudreriser le visage n'importe où, est venu l'usage coquet des très fins mouchoirs, petits bijoux de batiste ou de soie.

On fait ces mouchoirs en des tons fort jolis, mais ils sont fragiles, coûteux et peu durables. La blanchisseuse les abîme, les perd ou... les garde et nous sommes désolées car nous aimons beaucoup cette délicate fanfreluche.

Que faire pour conserver nos jolis mouchoirs si légers, si mignons, au toucher, et à l'œil ? C'est bien simple, toutes vous ferez ce que je vais vous dire :

D'abord ne salissez pas trop votre petit chiffon chéri, car un objet sale se nettoie avec difficulté et un nettoyage trop difficile use énormément. Ceci dit, achetez donc chez un grand épicier un savon dit : « de teinturier », grattez quelques copeaux assez épais de ce savon, jetez-les dans de l'eau bouillante, agitez bien pour faire une eau savonneuse parfaite, laissez tiédir, même presque refroidir; dans cette eau plongez vos mouchoirs, laissez trempez une heure, frottez ensuite légèrement, rincez à l'eau froide claire, et vous m'en direz des nouvelles !

Les cols blancs sur les tailleurs et les corsages sont toujours de mode, rien n'est plus frais et plus seyant au visage, l'ennui est qu'ils sont de suite sales et que leur entretien est coûteux. Ne vous inquiétez point de cela, nettoyez-les comme indiqué aux mouchoirs; repassez mouillé sans amidon.

## Rubans et velours.

❧

La femme adore les rubans, elle en met partout : en sa chevelure, autour de son cou, de ses poignets, de ses genoux, de sa taille, sur ses chapeaux, sur ses habits, dans le mystère délicat de sa lingerie fine et coquette. Ils sont, ces amis de sa beauté, de toutes les plus belles couleurs de l'arc-en-ciel et aussi de tous les tissus : en satin, en velours, en faille, en soie, brochés, brodés, unis, moirés. Quelle folie !

Parfois monsieur, qui aime la beauté mais ne sait quels efforts elle demande, fronce les sourcils en voyant la note des dépenses, et madame gémit tout bas lorsqu'elle voit un de ses gentils rubans fanés. Que faire, mon Dieu pour être belle et économe à la fois ?

Je viens à votre secours. Voici quelques conseils pour le nettoyage des rubans et des velours.

*Rubans de satin :* frottez-les à l'essence minérale avec un tampon de flanelle, dans le sens de leur longueur et bien uniformément, repassez tout de suite.

*Rubans de soie :* frottez-les doucement dans une eau froide où vous aurez fait dissoudre du savon, rincez à l'eau alcaline.

*Rubans moirés, faille :* nettoyez à plat avec un tampon d'ouate hydrophile frotté au savon, frottez ensuite avec le même tampon sec. Repassez sec.

*Rubans de velours :* nettoyez délicatement avec une flanelle imbibée de benzine, laissez sécher puis repassez en tenant le fer à l'envers et en passant le velours dessus du côté de l'envers. Ensuite exposez à la vapeur en tenant le ruban bien tendu.

## Comment conserver les vêtements sans produits mal odorants.

❧

Il y a des vêtements que vous aimez conserver durant la saison où ils ne servent plus : manteaux de fourrure ou d'auto, jaquette de tennis en laine, costumes de bains, etc. ; il existe pour cette conservation des produits spéciaux tels que le camphre et la naphtaline, le poivre, le tabac, etc., mais ces produits ont le grand inconvénient de répandre une odeur ou mauvaise, ou gênante.

Un autre moyen plus acceptable consiste à couvrir le vêtement d'une poudre faite de feuilles sèches concassées, pulvérisées de plantes aromatiques telles que :

Romarin.
Thym.
Marjolaine.
Lavande.
Laurier.
Basilic.
Menthe.

On répand une couche de cette poudre sous le vêtement, une autre dans les replis, puis dessus, et on bouche hermétiquement avec du papier de soie. Quand on veut se servir du vêtement on le secoue bien, on l'expose quelques heures à l'air.

On fait aussi, si l'on préfère, une teinture avec :

Alcool. . . . . . . . . . .        8 grammes
Coloquinte broyée . . . . . . .    1      —

On laisse macérer huit jours, on filtre et avec le produit on arrose le vêtement au vaporisateur avant de le ranger.

## La petite pharmacie de madame.
*Fabrication de l'eau de goudron.*

❧

Cette eau donne aux chairs, lorsqu'on la boit mêlée aux autres boissons, surtout au vin, durant les repas, un ton rosé du plus bel effet. Les femmes qui en font usage conservent longtemps sur leur visage l'éclat de la grande jeunesse.

Il est fort économique de la préparer soi-même et voici comment on fait :

On prend une certaine quantité de *goudron végétal*, n'oubliez point que je dis : goudron végétal — ou mieux désigné : goudron de Suède, de Norvège ou de Bayonne; on le fait infuser dans huit fois son poids d'eau pendant quelques jours : deux ou quatre, puis on remue souvent avec une spatule de bois.

Après huit jours, on laisse reposer; le goudron se dépose au fond du récipient. L'eau de goudron est faite. On la retire du récipient, on la laisse reposer, on la fait couler doucement en un filtre de papier feutre en la recueillant dans des litres ou des carafes bien bouchées.

On peut prendre cette eau par petites tasses, le matin à jeun; c'est excellent pour le teint, les bronches, l'estomac, l'intestin.

Lorsque l'on est enrhumé on la mélange au lait ou au sirop.

Plus ordinairement on la prend, comme l'eau ordinaire, mélangée aux boissons, ainsi que je vous l'ai dit plus haut.

Pour certaines affections de la peau : boutons, dartres, rougeurs, irritation, l'eau de goudron est également excellente; on en met deux cuillers à bouche par demi-litre d'eau tiède.

## Préparation de l'eau sédative.

∞

Avant de vous donner la recette d'eau sédative, le produit cher à notre grand Raspail, je vais vous énumérer à quoi elle sert et vous vous rendrez compte que si peu compliquée, si simple qu'elle soit, cette eau modeste et sans parfum a pourtant droit à une place d'honneur au milieu de vos flacons de produits de beauté; vous aurez souvent recours à elle, j'en suis certaine et vous aurez en elle une absolue confiance quand vous aurez constaté les bons résultats que donne son emploi.

L'eau sédative — un verre à liqueur — mélangée à deux litres d'eau bouillie, donne une injection parfaite pour la toilette intime. Dans les mêmes proportions c'est une eau de toilette exquise pour la beauté de l'épiderme.

En compresses, en frictions — augmentée de trois fois son volume d'eau — elle est calmante, amaigrissante.

Respirée pure elle fait office de sels anglais. Augmentée de la moitié de son volume d'eau elle nettoie parfaitement la chevelure; pure, elle blondit les cheveux.

Voici comment vous la ferez vous-même. Mettez une poignée de sel gris dans un verre d'eau, laissez fondre, ensuite versez un verre à liqueur d'ammoniaque liquide dans un litre d'eau bouillie, mélangez cela à votre eau salée, ajoutez un verre à liqueur d'alcool camphré. Réduisez alors le mélange à un litre, agitez fortement et bouchez hermétiquement.

Au bout de quelque temps l'eau sédative acquiert une fine odeur d'amande amère due au mélange intime de l'alcool et du camphre.

# Eau miraculeuse.

❦

Voici une recette que toute femme avisée, soucieuse de sa santé et de celle des siens ainsi que de sa beauté personnelle, aimera posséder.

Mélangez ensemble :

| | | |
|---|---|---|
| Angélique . . . . . . . . . . | 30 | grammes |
| Hysope . . . . . . . . . . | 30 | — |
| Marjolaine . . . . . . . . . | 30 | — |
| Thym. . . . . . . . . . . | 30 | — |
| Absinthe. . . . . . . . . . | 30 | — |
| Basilic . . . . . . . . . . | 30 | — |
| Menthe . . . . . . . . . . | 30 | — |
| Citronnelle . . . . . . . . . | 30 | — |
| Sauge. . . . . . . . . . . | 30 | — |
| Verveine. . . . . . . . . . | 30 | — |
| Violettes . . . . . . . . . . | 30 | — |
| Lavande . . . . . . . . . . | 30 | — |
| Eau-de-vie . . . . . . . . . | 2 litres et demi | |

Mélangez le tout dans un flacon de verre et exposez au soleil une quinzaine de jours.

Filtrez, mettez en bouteille et bouchez bien.

Vous possédez alors une eau vraiment miraculeuse. Excellente pour :

Les indigestions ;

La constipation ;

Les étourdissements.

Il suffira que vous en buviez un petit verre à liqueur tous les matins à jeun.

Appliquée sur les blessures, cette eau est d'un effet merveilleux ; on en fait des compresses.

## L'élixir de santé et beauté.

⚭

Puisque nous en sommes aux recettes, vous aimerez aussi posséder cette autre qui vient de Suède, le pays où les hommes et les femmes sont magnifiques et robustes comme les jeunes dieux de la Grèce antique.

Pour que cet élixir soit salutaire, il faut en prendre peu : huit gouttes à peine chaque jour. Avec lui vous serez gaie, alerte, jeune, vive, l'œil clair, la voix joyeuse, le teint fleuri.

Mettez macérer pendant une dizaine de jours en un lieu frais et sec :

| | |
|---|---|
| Safran . . . . . . . . . . . | 5 grammes |
| Hysope . . . . . . . , . . . | 5 — |
| Agaric . . . . . . . . . . | 5 — |
| Gentiane . . . . . . . . . | 5 — |
| Rhubarbe . . . . . . . . . . | 5 — |
| Aloès . . . . . . . . . | 30 — |
| Manne en larmes . . . . . . . | 30 — |
| Absinthe . . . . . . . . . | 3 — |
| Eau-de-vie . . . . . . . . . . | 1 litre et demi |

Passez au filtre et mettez en flacon.

Pendant l'infusion il faut avoir la précaution de déboucher fréquemment le vase parce que la fermentation dégage quelques gaz qui pourraient faire briser le récipient.

Par économie, vous pourrez, si vous voulez, reverser sur le résidu des mélanges, après filtrage du liquide, un autre litre d'eau-de-vie. Vous laisserez alors macérer cette fois une bonne quinzaine avant de retirer et filtrer.

Donne du sommeil, de l'appétit, des forces, et un sang jeune.

## L'élixir de souplesse.

❦

Mettez dans un grand vase de grès après avoir haché les plantes :

| | |
|---|---|
| Eau-de-vie. . . . . . . . . . . . | 2 litres |
| Fleurs de lavande . . . . . . . . . | 100 grammes |
| Romarin . . . . . . . . . . . | 50 — |
| Mélisse. . . . . . . . . . . . | 50 — |
| Baume des jardins. . . . . . . . | 50 — |
| Basilic . . . . . . . . . . . | 50 — |
| Thym . . . . . . . . . . . . | 50 — |
| Mélisse. . . . . . . . . . . . | 50 — |
| Coriandre . . . . . . . . . . | 50 — |
| Véronique. . . . . . . . . . | 50 — |
| Fenouil . . . . . . . . . . . | 50 — |
| Menthe. . . . . . . . . . . | 50 — |
| Absinthe . . . . . . . . . . | 50 — |
| Marjolaine . . . . . . . . . | 50 — |
| Laurier (feuilles. . . . . . . . | 50 — |
| Oranger (feuilles) . . . . . . . | 50 — |
| Citronnier (feuilles) . . . . . . | 50 — |
| Lierre terrestre (plante) . . . . . | 50 — |
| Baies de genièvre . . . . . . . . | 50 — |

Bouchez le mélange avec un linge et un bouchon de liège. mettez le vase au grand soleil quelques mois : deux à peu près.

Filtrez et mettez en bouteilles.

En frictions contre les douleurs, les rhumatismes, l'obésité. Donne une embrocation merveilleuse pour les efforts et les sports.

Se boit (une cuillerée dans le vin) pour les mauvaises digestions.

# Élixir de teint joli.

❧

Dans un vase de verre mettez :

| | |
|---|---|
| Eau bouillie encore assez chaude . . | 2 litres |
| Séné (en plante) . . . . . . . . | 20 grammes |
| Feuilles de menthe . . . . . . . | 10 — |
| Brins de fenouil . . . . . . . . | 10 — |
| Chicorée en feuilles . . . . . . . | une bonne poignée |
| Coriandre . . . . . . . . . | une pincée |
| Pimprenelle. . . . . . . . . | une pincée |
| Sauge. . . . . . . . . . . | 10 grammes |
| Marjolaine . . . . . . . . . | 10 — |
| Roses de Provins . . . . . . . . | 10 — |
| Nitre . . . . . . . . . . . | 8 — |

Laissez infuser durant 24 heures.

Filtrez jusqu'à clarification parfaite.

Reversez de l'eau sur les résidus, laissez macérer 48 heures. Filtrez jusqu'à clarification parfaite et mélangez alors les deux produits ensemble.

On prend ce mélange en huit jours. Une tasse toutes les six heures.

C'est une cure merveilleuse aux changements de saison, surtout au printemps qui est la saison où l'on sent le besoin de soigner plus que jamais la circulation du sang et des humeurs.

Ce mélange est une sorte de laxatif très doux.

On peut si on préfère le prendre en lavement : une fois tous les matins, la contenance d'un bol que l'on aura fait réchauffer.

Pour la jaunisse et le teint gris. c'est une chose excellente également.

# Ce qu'une jolie femme avisée aura toujours sous la main.

❧

Il faut, madame, que vous ayez en un coin de votre cabinet de toilette ou même de votre chambre à coucher un petit meuble, que vous pourrez créer charmant, et dans lequel vous aurez réuni les produits nécessaires surtout à votre santé et à la confection des élixirs et des mille recettes que je vous ai soumises. Je ne parle pas trop des recettes de parfums, de poudres et de pâtes, je parle surtout des mélanges et des confections à base de plantes. Ces plantes hygiéniques qui serviront à vos bains, à vos fumigations, à vos élixirs sont toujours les mêmes. Vous aurez donc toujours sous la main un mélange de :

Sauge.
Thym.
Lavande.
Menthe.
Hysope.
Mélisse.
Roses, etc.

Ainsi vous ne serez pas prise au dépourvu.

Vous aurez aussi en ce petit meuble : teinture d'iode, pommade camphrée, eau sédative et les élixirs que vos petites mains auront confectionnés. Aussi un tube de vaseline : pure, mentholée, boriquée. Un flacon d'éther, un de sels anglais, un de bon vinaigre.

Du taffetas gommé. Un petit appareil à pansement. Quelques cachets de quinine, de pyramidon, de phénacétine, d'antipyrine, etc., etc... tous les calmants à portée de vos besoins.

## Précieux conseils à retenir.

∽

En terminant, je vais, mes chères lectrices, vous répéter les conseils que donnait à sa fille une grande dame romaine :

« Sois toujours rieuse et gaie pour demeurer jeune et agréable longtemps. Rien pour séduire ne vaut l'entrain et la gaîté. Une beauté silencieuse et triste attire peu d'amour.

« Sois belle en ta parure, ta démarche, tes vêtements, tes attitudes ; que tout ce qui est en toi soit autant d'armes pour éveiller le désir. Que ta devise soit : « Plaire en tout, plaire à tous. »

« Demeure mince toujours, ainsi tu seras longtemps admirée et coquette en tes atours.

« Ta bouche doit attirer les baisers.

« Tes yeux doivent attirer le regard.

« Tes oreilles doivent attirer les doux propos.

« Ta joue doit attirer la caresse.

« Ta main, l'anneau d'hymen et la parure magnifique.

« Ne montre pas trop de ton corps, laisse deviner et désirer les trésors que tu possèdes. Plus on voit moins on désire.

« Aie toujours confiance en toi. Pour être jolie il suffit de vouloir l'être et de tout faire pour cela.

« Ne te désole jamais de ce que la nature t'a faite et ne cherche pas à la corriger. La nature est artiste, tout ce qu'elle crée est chef-d'œuvre et tu la gâterais de tes mains profanes.

« Consulte souvent ton miroir au grand jour.

« Pleure le moins souvent qu'il te sera possible.

« Tous les jours efface les plis qui se sont formés la veille sur la chair de roses de ton visage.

« La beauté est un bien qui meurt. Quand elle sera morte fais-lui un beau linceul. »

14.

## CONCLUSION

❧

Ainsi, amies lectrices, finira ce livre où vous puiserez des conseils de femme pour être belles, aimées, aimables.

Ce livre nous l'avons fait ensemble, j'ai écouté vos confidences et vos désirs, nous y avons été franches et simples sans vain amour-propre et sans forfanterie, et de cette collaboration amicale est sortie ce petit bréviaire féminin que vous aimerez feuilleter.

Je pense en vous l'offrant faire œuvre utile et sage et vous permettre de trouver au fond des quelques enseignements que je vous donne le moyen d'être heureuses lóngtemps, toujours.

Soyez belles, soyez bien portantes, soyez gaies, aimez la vie et voyez-la en rose, c'est tout ce que je vous souhaite en terminant.

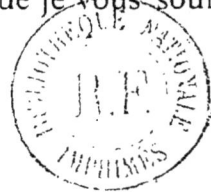

# TABLE DES MATIÈRES

❧

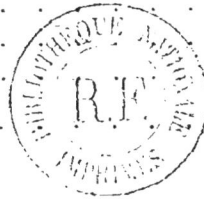

3881. — Tours, imprimerie E. ARRAULT et Cⁱᵉ.

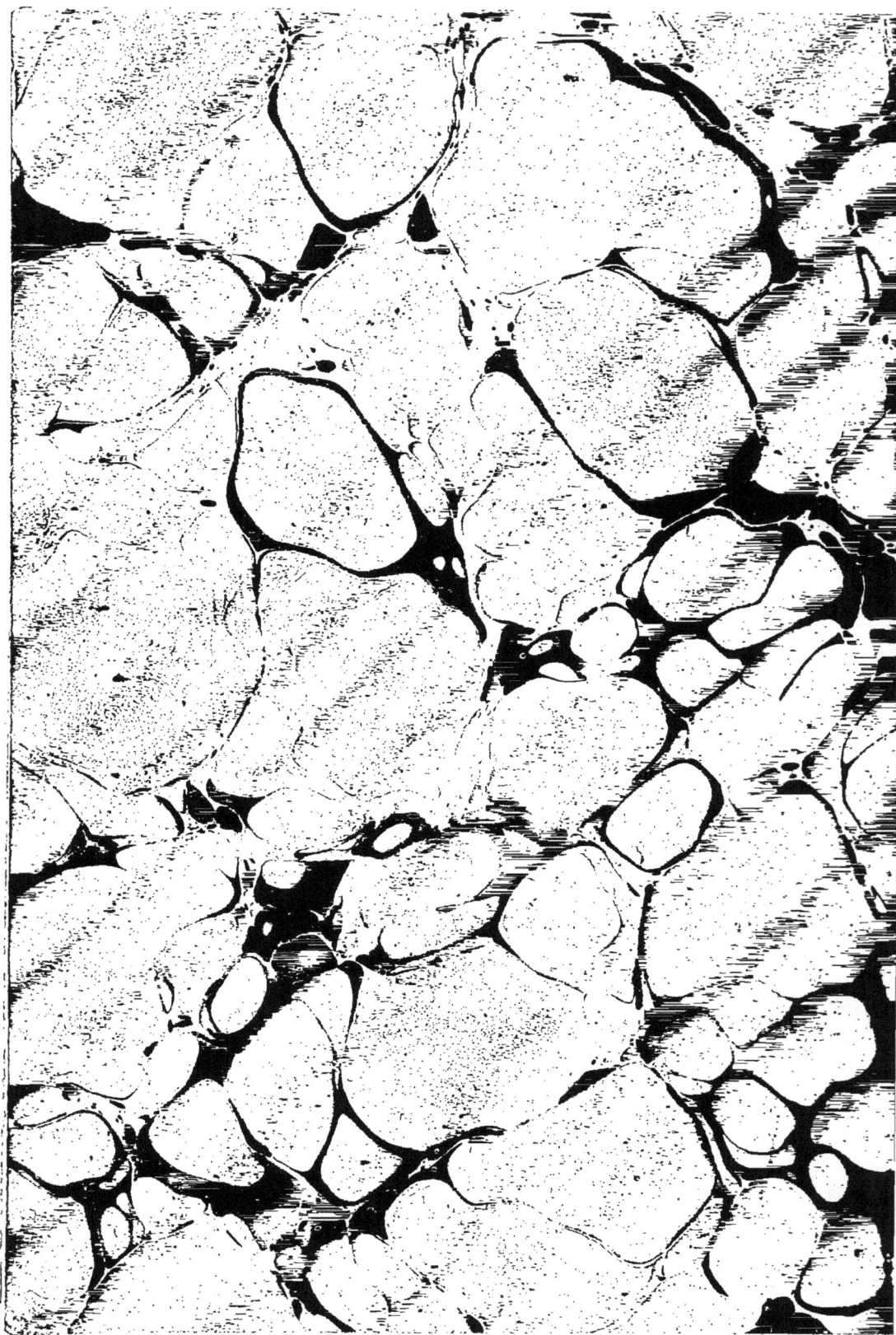

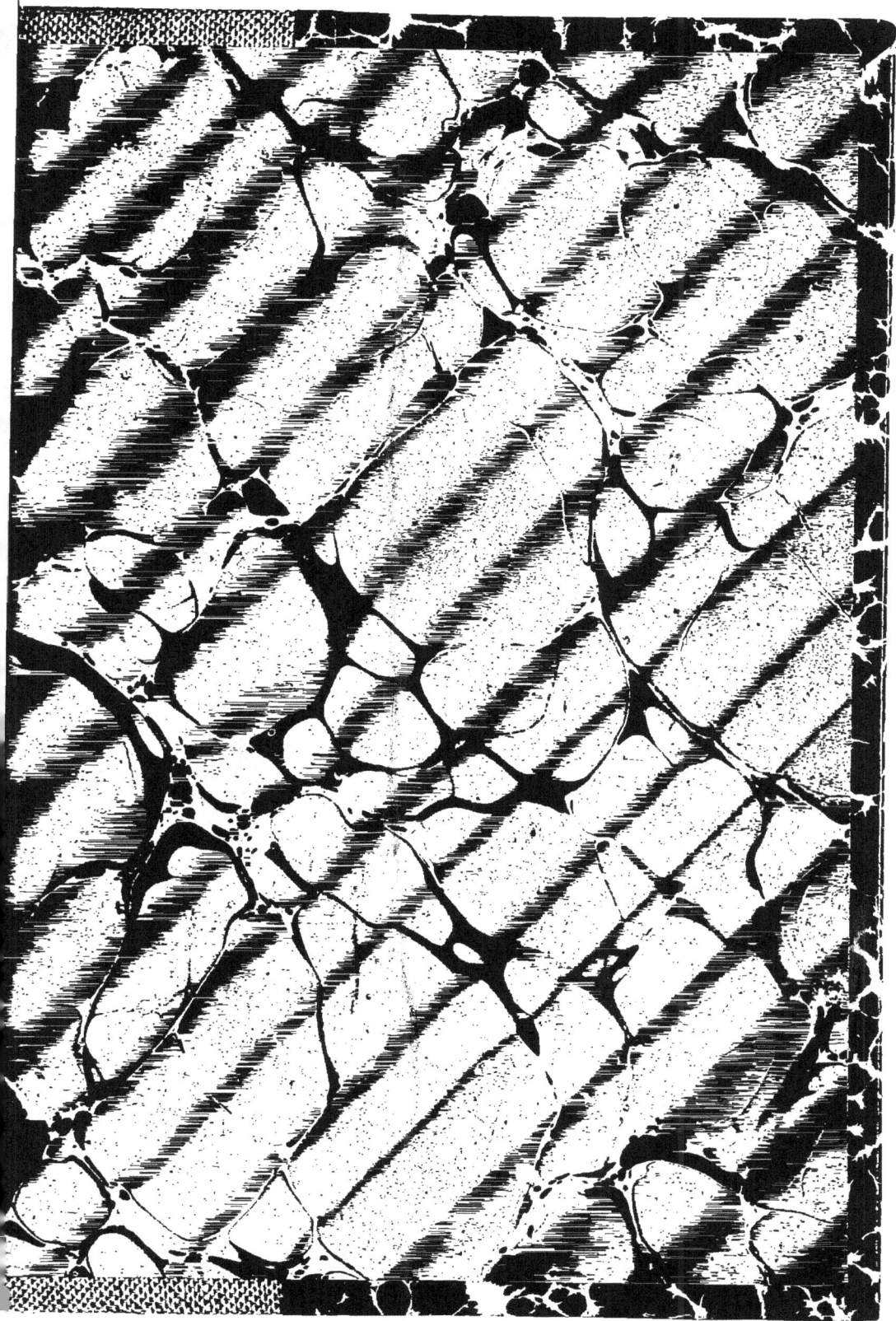

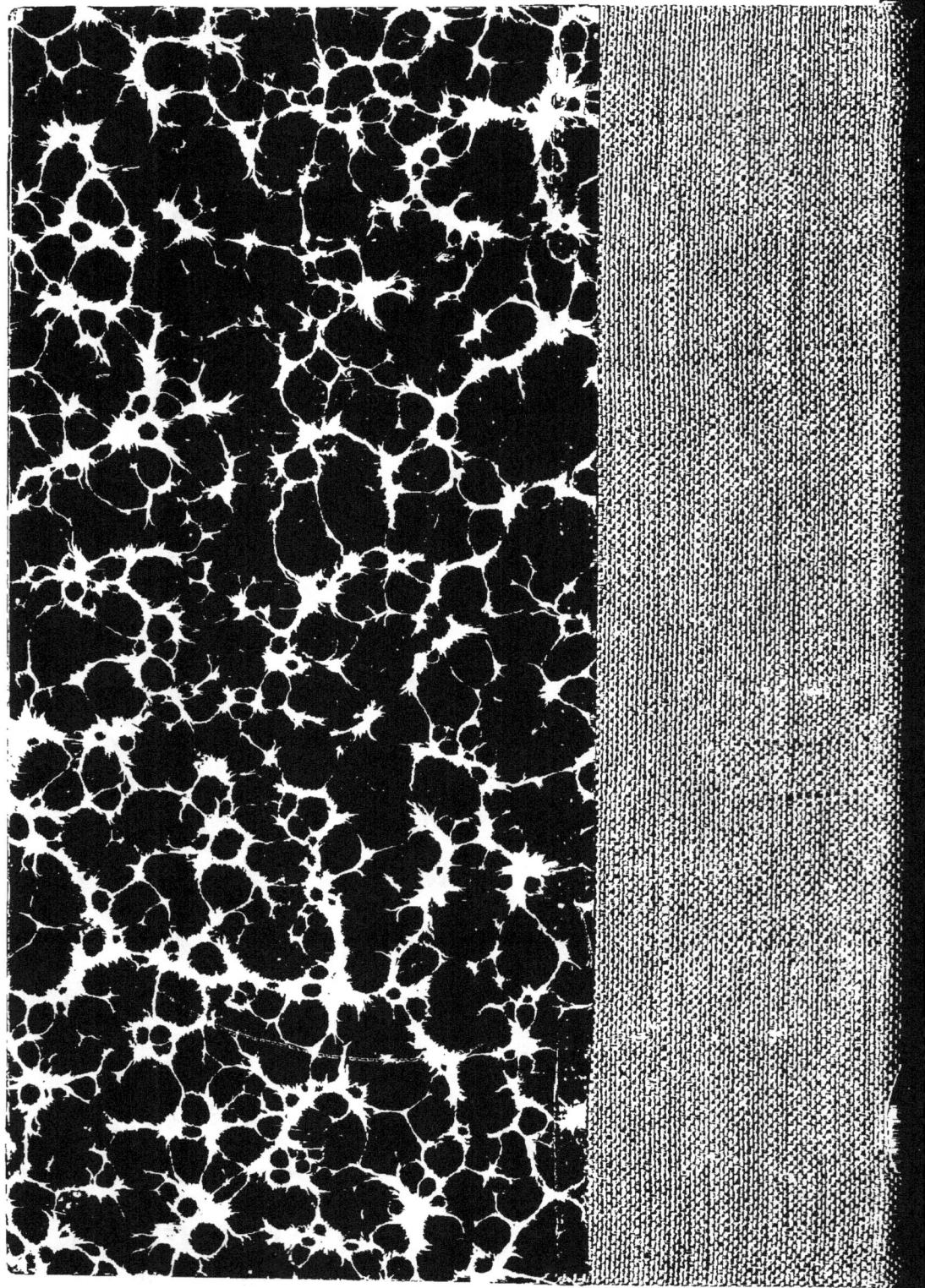

www.ingramcontent.com/pod-product-compliance
Lightning Source LLC
Chambersburg PA
CBHW060340200326
41519CB00011BA/1990

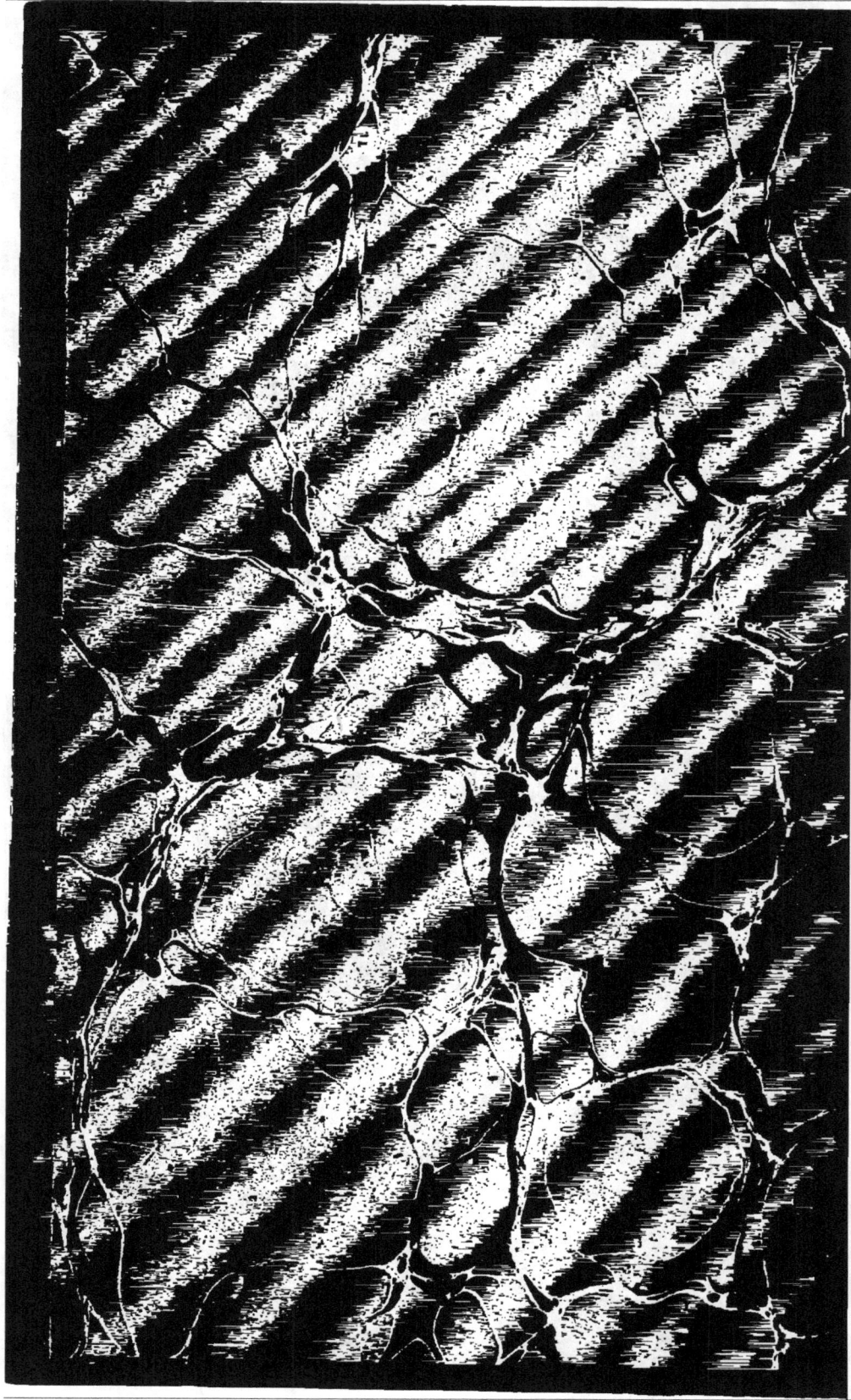

www.ingramcontent.com/pod-product-compliance
Lightning Source LLC
Chambersburg PA
CBHW061107220326
41599CB00024B/3943